"十三五"国家重点图书出版规划项目
天津市重点出版扶持项目

"癌症知多少"
新媒体健康科普丛书

乳腺癌

丛书主编 樊代明 郝希山

主 编 张 斌 曹旭晨

天 津 出 版 传 媒 集 团
天津科技翻译出版有限公司

图书在版编目(CIP)数据

乳腺癌 / 张斌，曹旭晨主编. — 天津：天津科技
翻译出版有限公司,2022.3
("癌症知多少"新媒体健康科普丛书/樊代明,郝希山主编)
ISBN 978-7-5433-4072-5

Ⅰ.①乳… Ⅱ.①张… ②曹… Ⅲ.①乳腺癌–诊疗 Ⅳ.①R737.9

中国版本图书馆 CIP 数据核字(2021)第 018581 号

乳腺癌

RUXIAN'AI

出　　版:天津科技翻译出版有限公司
出 版 人:刘子媛
地　　址:天津市南开区白堤路 244 号
邮政编码:300192
电　　话:(022)87894896
传　　真:(022)87893237
网　　址:www.tsttpc.com
印　　刷:天津海顺印业包装有限公司分公司
发　　行:全国新华书店
版本记录:710mm×1000mm　16 开本　13.5 印张　190 千字
　　　　　2022 年 3 月第 1 版　2022 年 3 月第 1 次印刷
　　　　　定价:39.80 元

丛书编委会

丛书主编

樊代明　　郝希山

丛书副主编

詹启敏　　于金明　　张岂凡　　季加孚　　王红阳　　赫　捷

李　强　　郭小毛　　徐瑞华　　朴浩哲　　吴永忠　　王　瑛

执行主编

王　瑛

执行副主编

支修益　　赵　勇　　田艳涛　　秦　茵　　陈小兵

插　画

张梓贤

编　者　（按姓氏汉语拼音排序）

艾星浩	巴一	白冰	包旭	卜庆	步召德
蔡清清	曹振	曹伟新	曹旭晨	陈璐	陈平
陈伟	陈妍	陈艳	陈燕	陈宇	陈翔翔
陈昌贤	陈点点	陈公琰	陈金良	陈警之	陈凯琳
陈可欣	陈茂艳	陈倩倩	陈田子	陈婷婷	陈小兵
陈晓锋	陈晓燕	陈永顺	陈育红	陈昱丞	陈冶宇
陈子华	陈祖锦	程熠	程亚楠	迟志宏	丛明华
崔云龙	崔兆磊	戴东	丁超	董丽	董阿茹汗

董恒磊	杜娟	杜强	杜玉娟	段峰	段振东
范彪	范志松	方小洁	房锋	封磊	冯莉
冯敏	冯梦晗	冯梦宇	付强	高婕	高劲
高明	高申	高炜	高秀	高岩	高伟健
弓晓媛	宫本法	关海霞	关莎莎	郭志	郭婧瑶
郭姗琦	韩晶	何朗	何流	何毅	何帮顺
何江弘	何亚琳	和芳	贺斌	洪雷	侯秀坤
胡海涛	胡耐博	胡筱蓉	黄河	黄鼎智	黄慧强
黄金超	黄梅梅	黄敏娜	黄诗雄	黄文倩	黄育北
季科	季鑫	季加孚	季耘含	贾佳	贾晓燕
贾英杰	贾子豫	姜文奇	姜志超	蒋微琴	金辉
金希	金鑫	荆丽	井艳华	阚艳艳	康文哲
孔学	孔大陆	孔凡铭	孔雨佳	雷海科	黎军和
李方	李洁	李静	李力	李玲	李凌
李宁	李圃	李倩	李荣	李薇	李艳
李洋	李盈	李勇	李春波	李大鹏	李冬云
李昉璇	李国强	李海鹏	李虹义	李虎子	李慧锴
李慧莉	李家合	李嘉临	李建丽	李利娟	李萌辉
李姝颖	李维坤	李文桦	李文杰	李文涛	李小江
李小梅	李晓东	李勇强	李志领	李志铭	李治中
力超	梁峰	梁菁	梁金晓	梁晓峰	廖书恒
廖正凯	林宁	林源	林立森	林贤东	林晓琳
林仲秋	凌小婷	刘晨	刘昊	刘洁	刘珊
刘巍	刘妍	刘昭	刘兵城	刘博文	刘长富
刘东伯	刘东明	刘冬妍	刘端祺	刘合利	刘红利
刘宏根	刘慧龙	刘家成	刘嘉寅	刘俊田	刘凌翔
刘盼盼	刘荣凤	刘潇濛	刘晓园	刘筱迪	刘彦芳

刘艳霞	刘云鹤	刘云涛	刘志敏	卢仁泉	卢小玲
卢致辉	鲁苗苗	陆舜	陆苏	吕强	罗迪贤
马虎	马帅	马薇	马翻过	马福海	马蔚蔚
孟晓敏	牟睿宇	穆瀚	聂蔓	宁晓红	牛文博
潘杰	齐立强	齐文婷	秦磊	秦健勇	邱红
邱录贵	曲秀娟	瞿慧敏	饶群仙	任越	荣维淇
汝涛	单玉洁	邵欣欣	邵志敏	佘彬	申鹏
沈琦	沈倩	沈文斌	施咏梅	石晶	石燕
石汉平	司同国	思志强	宋晨歌	宋春花	宋天强
宋亦军	苏畅	孙婧	孙鹏	孙颖	孙彬栩
孙凌宇	孙现军	谭先杰	汤东	唐凤	唐丽丽
田艳涛	汪艳	王峰	王杰	王洁	王科
王莉	王龙	王飒	王潇	王欣	王鑫
王迎	王宇	王钊	王勐	王安强	王炳智
王丹鹤	王风华	王建祥	王建正	王晶晶	王景文
王军轶	王丽娟	王楠娅	王书奎	王舒朗	王晰程
王夏妮	王潇潇	王晓群	王园园	隗汶校	魏凯
魏立强	魏丽娟	魏述宁	魏松锋	闻淑娟	邬明歆
吴楠	吴琼	吴尘轩	吴航宇	吴小华	吴晓江
吴延升	吴胤瑛	伍晓汀	武强	夏奕	向阳
肖健	肖莉	肖书萍	谢玲玲	信文	邢金良
邢晓静	熊斌	熊青青	徐泉	徐彦	徐慧婷
徐瑞华	徐晓琴	许红霞	闫东	严颖	颜兵
杨波	杨丹	杨航	杨敏	杨合利	杨隽钧
杨李思瑞	杨佩颖	杨伟伟	杨子鑫	姚剑峰	叶枫
易丹	易峰涛	易树华	尹玉	尹如铁	尤俊
于歌	于海鹏	于仁文	于晓宇	虞永峰	袁航

运新伟	翟晓慧	战淑珺	张　斌	张　帆	张　红
张　寰	张　慧	张　霁	张　娇	张　晶	张　龙
张　蕊	张　倜	张　伟	张　欣	张　雪	张　瑶
张广吉	张国辉	张海波	张宏艳	张建军	张丽丽
张凌云	张梦迪	张青向	张汝鹏	张师前	张炜浩
张潇潇	张小田	张玄烨	张雪娜	张瑶瑶	张一楠
张玉敏	张跃伟	张蕴超	张梓贤	赵　静	赵　峻
赵　坤	赵　群	赵　婷	赵　玮	赵　勇	赵洪猛
赵敬柱	赵林林	赵锡江	赵志丽	郑　莹	郑传胜
郑华川	郑向前	支修益	只璟泰	周　晨	周　晶
周　岚	周　琦	周洪渊	朱津丽	朱晓黎	朱晓琳
朱颖杰	庄则豪	邹冬玲	邹燕梅	邹征云	左　静

《乳腺癌》编委会

主　编

张　斌　　曹旭晨

编　者（按姓氏汉语拼音排序）

陈翱翔　　陈育红　　陈祖锦　　刘博文　　赵洪猛

丛书前言一

匠心精品，科普为民

人类认识癌症的历史源远流长。无论是古希腊时期的希波克拉底，还是中国古代的《黄帝内经》等早期医学文献，都曾系统描述过癌症。20世纪下半叶以来，世界癌症发病人数与死亡人数均呈快速上升趋势，尤其是20世纪70年代以后，癌症发病率以年均3%～5%的速度递增。癌症已成为当前危害人类健康的重大疾病。

我国自改革开放以来，经济、社会、环境及人们的生活方式都发生了变化，目前正快速步入老龄化社会，这导致我国在肿瘤患者人数快速增长的同时，癌谱也发生了较大变化。在我国，发达国家高发的肺癌、乳腺癌、结直肠癌的发病率迅速上升，发展中国家高发的胃癌、肝癌、食管癌等的发病率亦居高不下，形成发达国家与发展中国家癌谱交融的局面，这给我国的肿瘤防治工作带来了较大挑战。

为了推动肿瘤科普精品创作，为公众和广大患者提供一套权威、科学、实用、生动的科普丛书，在中国科学技术协会的大力支持下，中国抗癌协会组织数百位国内肿瘤专家，集体编写了本套丛书。

丛书的作者都是活跃在我国肿瘤科普领域的专家，通过讲座、访谈、文章等多种形式为广大群众特别是肿瘤患者及其家属答疑解惑，消除癌症认知误区，推进癌症的早诊早治。他们的经验积累和全心投入是本套丛书得以出版的基础。

本套丛书满足了两方面的需求：

一是大众的需求。中国抗癌协会通过各地肿瘤医院、肿瘤康复网站、康复会、患友会等组织问卷调研，汇总常见问题，以保证专家回答的问题是读者最关心和最渴望知道答案的问题。

二是医生的需求。在日常工作中，临床医生要用很大一部分时间来回答患者一些重复率非常高的问题。如果能把这些问题汇总，统一进行细致深入的解答，以图书的形式提供给患者及其家属，不仅能为临床医生节省很多时间，同时也能大大提高诊疗的效率。

丛书的出版不是终点，而是一个起点。本套丛书将配合中国抗癌协会每年的世界癌症日、全国肿瘤防治宣传周等品牌活动，以及肺癌、乳腺癌关注月等各类单病种的宣传活动，通过讲座与公益发放相结合的形式，传播防癌抗癌新知识，帮助患者树立战胜癌症的信心，普及科学合理的规范化治疗方法，全面落实癌症三级预防的总体战略。

本套丛书是集体智慧的结晶。衷心感谢中国科学技术协会对丛书的鼎力支持，感谢百忙之中为丛书的编写投入巨大精力的各位专家，感谢为丛书出版做了大量细致工作的出版社编辑，也感谢所有参与丛书筹备组稿工作的中国抗癌协会秘书处的工作人员。

希望本套丛书的出版能为国家癌症防治事业做一份贡献，为大众健康谋一份福祉。

郝希山

中国抗癌协会名誉理事长
中国工程院院士

丛书前言二

肿瘤防治，科普先行

一、肿瘤防治，科普先行

1.健康科普，国家之需求

2016 年，习近平总书记在"科技三会"上指出，"科技创新、科学普及是实现创新发展的两翼，要把科学普及放在与科技创新同等重要的位置。"这是中央领导从国家发展战略高度对新的历史时期科普工作和科普产业发展的新部署和新要求。2017 年，"健康中国"作为国家基本发展战略被写进十九大报告，报告明确提出"健康中国行动"的主要任务就是实施健康知识普及行动。

2.肿瘤科普，卫生事业之需求

恶性肿瘤的病因预防为一级预防；通过筛查而早期诊断，以提高肿瘤疗效为二级预防。世界卫生组织（WHO）认为，40%以上的癌症可以预防。恶性肿瘤的发生是机体与环境因素长期相互作用的结果，因此，肿瘤预防应贯穿于日常生活中并长期坚持。肿瘤预防在于降低发病率和死亡率，从而减少国家医疗资源的消耗，减轻恶性肿瘤对国民健康的危害和社会、家庭的经济负担。

3.肿瘤科普，公众之需求

大数据表明，在中国，健康与医疗科普相关词条占总搜索量的 57%。2017 年国人关注度最高的 10 种疾病中，"肿瘤"的搜索量超过 36 亿次，跃居十大疾病之首，之后连续数年蝉联关注榜首位。这一方面说明公众对肿瘤科普有巨大需求，同时也反映了公众对癌症的恐慌情绪。一次次名人患癌事件、一段段网络泛滥的癌症谣言，时时处处诱发公众"谈癌色变"的心理。因此，消除癌症误区、建立正确的防癌观念是当前公民健康领域最重要的科普任务，肿瘤医学工作者责无旁贷。

4.肿瘤科普，患者之需求

恶性肿瘤严重威胁人类健康和社会发展。随着肿瘤发病率持续上升、患者生存期延长、个体对自身疾病的关注增加、患者参与诊疗决策的意愿不断增强，肿瘤科普已经成为刚性需求，涉及预防、诊疗、康复、护理、心理、营养等诸多领域。

5.肿瘤科普，大健康产业之需求

随着科普产业的进步和成熟，一批像果壳网、知乎、今日头条等科普资讯平台迅速发展壮大，成为国家发展科普产业的骨干力量。今天的科普产业正在走出科普场馆建设与运营、科普图书出版与发行、科普影视制作与传播、科普展教器具制作与展示等传统形式，迈向经济建设与社会发展更为广阔的前沿领域。科普的产业形态呈多元化发展，科普出版、科普影视、科普动漫与游戏、科普网站、科普旅游、科普会展、科普教育、科普创意设计服务等实体平台百花齐放。随着人口老龄化的加剧，肿瘤科普产业的规模正在不断扩大，这必将催生高水平多元化的科普产品。肿瘤防治，科普先行，利国利民。

二、科普先行，路在脚下

中国抗癌协会作为我国肿瘤学领域最重要的国家一级协会，在成立之日起，就把"科普宣传"和"学术交流"放在同等重要的位置，30多年来，在肿瘤科普工作中耕耘不辍，秉持公心，通过调动行业资源和专家资源，面向公众和患者广泛开展了内容丰富、形式多样的抗癌科普宣传。通过长期实践，协会独创出"八位一体"的科普组织体系（团队－活动－基地－指南－作品－培训－奖项－媒体），为我国肿瘤防治科普事业的模式创新和路径探索做出了重要贡献。

中国抗癌协会自1995年创建"全国肿瘤防治宣传周"活动，经过近30年的洗练，已成为肿瘤领域历史最悠久、规模和影响力最大、社会效益最好的品牌科普活动。养成良好的生活方式、早诊早治、保证有效治疗、提高患者生存质量等防癌抗癌理念逐步深入人心。从2018年开始，中国抗癌协会倡议将每年的4月15日设为"中国抗癌日"，并组织全国性的肿瘤科普宣传活动。

科普精品是科普宣传的最重要武器。中国抗癌协会的几代学者，传承接力，倾心致力于权威科普作品的创作，为公众和患者奉献了数量众多的科普精品。2012年至今10年时间里，中国抗癌协会本着工匠精神，组织数百名专家编写了本套丛书（共20个分册），采用问答的形式，集中回答了公众及患者在癌症预防、诊疗中的常见疑问。目前本套丛书已入选"国家出版基金项目""'十三五'国家重点图书出版规划项目""天津市重点出版扶持项目"等多个项目，取得了良好的社会效益。

随着近年来临床新进展不断涌现，新技术、新方法、新药物不断应用于临床，协会牵头组织广大专家，将防癌抗癌领域的最新知识奉献给广大读者朋友，帮助公众消除癌症误区，科学理性地防癌抗癌，提升公众的科学素养，为肿瘤防治事业贡献力量。

书之为用，传道解惑。科普创作有四重境界，即权威、科学、实用、生动。我们只为一个目标：让癌症可防可控。

肿瘤防治，科普先行；科普先行，路在脚下。

中国抗癌协会理事长

中国工程院院士

前　言

　　本套丛书的出版，是一件值得庆贺的大事。我首先希望能够代表在肿瘤临床第一线工作的医生们对中国抗癌协会的这一善举表示由衷的感谢。当我接到中国抗癌协会让我主编一本乳腺癌科普教育图书的邀请时，我感到责任重大。长期从事乳腺癌临床诊疗工作，让我有一个深刻的体会：在中国，医生层面的诊疗技术操作规范相对容易，而对患者的科普教育与指导是长期被忽略的方面。而且，患者的教育难度比较大。为什么这样说呢？乳腺癌患者数量巨大，而且似乎每位患者都是"突然"确诊的，有的患者甚至直至手术后失去了乳房才"突然"意识到自己是癌症患者，而在此之前他们从未关注过"乳腺癌"这个名词。当"突然"面临一种可能会损毁形体、损失上肢功能，甚至威胁生命的疾病时，患者才"突然"发现自己需要了解的事情太多了：乳腺癌到底是什么样的疾病？应该如何选择医生？如何进入诊断程序？如何选择手术方式？如何面对放化疗过程中的种种身体不适？如何处理治疗过程中的细节问题？如何自我调适？如何在治疗后迅速恢复身体状态，并顺利回归社会和投入工作？如何建立更为健康的生活新规律？未来如何预防乳腺癌？……问题似乎太多了，多到足以让一个人的心理陷入迷茫，甚至崩溃的边缘。其实，在临床工作中，从医生的角度似乎很难发现患者的诉求点和医生的关注点其实并不完全一样，尽管两者的目标是一致的，即治愈癌症。医生更关注如何手术、如何避免手术并发症、如何选择化疗方案等技术问题，而患者由于认知水平有限，对这些问题很难搞明白，也很难与医生深入沟通此类技术问题；患者更感兴趣的是"我有什么忌口吗？""我吃点儿什么补补好呢？"等问题。我一直在思考如何对患者进行正面的科普教育，正逢此时，我加入了"天津市乳腺癌患者交流群"。这个群是一个网络社交团体，成员绝大多数是乳腺癌患者，他们坚强、乐观、开朗、善良、好学，与多数乳腺癌患者一样，他们也曾经面临着各种困惑，但是现在他们组织起来一起相互鼓励，一起学习。很多患者全天候坚守在电脑前，无偿为全国各地患者解决他们提出的各种各样的问题。有的问题每天都要出现很多次，有的问题在内行人看来实在是很荒唐。说实话，如果是我，我很难坚持去处理这些大量相似的问题，而从患者的角度而言，提问的是不同的患者，有的问题对于一些患者是新的困惑，于是这些坚守在电脑前的患者对提问的患者一如既往耐心认真地回应。正是在他们的感召之下，我加入了这个群。我从医生的角度帮他们回答一些相对专业的问题，尽一些绵薄之力。我们的口号：即使经历了痛苦与创伤，我们依然选择美丽与坚强！在长期的患者教育中，我学到了很多知识，也学会了如何从更贴近患者的角度看待乳腺癌的诊疗过程。我整理了几百个病友关注的比较集中的问题，集中作答，完成了这本书，希望帮助广大乳腺癌患者，帮助他们走过乳腺癌的诊断、手术、治疗过程，帮助患者保住美丽与自信，保住生活质量，安全度过治疗阶段，拥抱美好明天。囿于篇幅，很多问题没有列出，希望广大读者原谅，也希望大家多提意见，深入交流。请相信：抗癌之路，你并不孤单！

2022 年 1 月

目　录

第一章　基础知识

第二章　临床表现

第三章　诊断

第四章　病理

第五章　乳腺癌的综合治疗

第六章　手术治疗

第七章　术前准备与检查

第八章　术后照顾

第九章　化疗

第十章　术后与化疗期间康复

第十一章　内分泌治疗

第十二章　靶向治疗

第十三章 放疗

第十四章 复查与随访

第十五章 复发和转移

第十六章　社会和心理问题

第十七章　营养与饮食

第一章

基础知识

▮▶ 年轻人是不是不会得乳腺癌？

乳腺癌的发病率随着人们年龄的增长而有所升高。小于 20 岁的女性患乳腺癌的情况比较罕见，但是约从 35 岁开始，其发病率就随着年龄的增长而逐步升高，发病最高峰为 55~65 岁。以往我国乳腺癌患者的发病年龄呈现"双峰型"的特点，即在 45~50 岁和 60~65 岁有两个发病高峰，但是随着乳腺癌发病率的整体升高，目前其特点已经由双峰型变成单峰型。所以，不能因为年轻就忽视乳腺癌发生的可能性。事实上，在年轻人中，乳腺癌少见却不罕见，每年都有很多年轻患者因为对年龄自信、觉得乳腺癌不会恶化而自行"治疗"，最终贻误病情。所以，年轻患者如果发现乳房肿物，即使患恶性肿瘤的可能性较低，也应该到医院就诊，排查乳腺癌。

▮▶ 乳腺癌的高危因素有哪些？

有乳腺癌家族史的人患上乳腺癌的概率比无家族史者高 1.7 倍，尤其是生母或者同胞姐妹患有乳腺癌者。但是，当家里有两个或两个以上女性亲属患有乳腺癌、卵巢癌，或有男性亲属患上乳腺癌，或者 40 岁以下的亲属患上三阴性乳腺癌的时候，建议检测 BRCA1/2 基因突变，以排除家族性乳腺癌–卵巢癌遗传的可能。

▮▶ 乳腺良性肿瘤会恶变吗？是否需要手术？

良性乳腺疾病既往史将增加患乳腺癌的风险，但是不会直接转变为恶性肿瘤。良性肿瘤内部恶变的概率和其他部位细胞恶变的概率是相似的，不典型导管或小叶增生都会使乳腺癌的发病风险升高 4~5 倍，如果同时伴有一级亲属患有乳腺癌，则风险可升高至 10 倍。但是，这个概率是分布于两个乳房的，任何一次手术均不会降低未来乳腺癌的发生率。因此，我们不建议过度手术，仅当发生了影像学可疑肿物的时候，才建议手术治疗。

▣▶ 肥胖与乳腺癌的关系是什么？

肥胖已被公认作引发许多疾病的重要因素之一。乳腺癌的发生、发展都与雌激素有着千丝万缕的联系。除了卵巢分泌雌激素之外，脂肪组织也可生成相当数量的雌激素。人体内的雌激素水平越高，患乳腺癌的风险就越大。因此，建议女性从青春期开始节制脂肪类和高热量的食物，平衡膳食，加强体育锻炼，以减少脂肪的堆积。

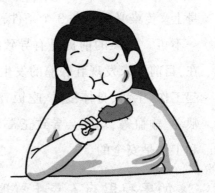

▣▶ 与乳腺癌相关的生活方式有哪些？

（1）熬夜。熬夜会打乱人体的生物钟，使大脑激素分泌紊乱，增加乳腺癌的患病风险。

（2）精神刺激。精神刺激可导致患者内分泌失调，促进乳腺癌发生。经历过精神创伤的女性患乳腺癌的风险可升高2~3倍。

（3）吸烟。吸烟是乳腺癌的诱因之一。吸烟人群的乳腺癌发病率比不吸烟人群高出2/3。从青春期开始吸烟的女性患乳腺癌的风险将增加70%。

（4）人工流产。流产将导致人体内的雌激素水平骤变，从而使乳腺上皮发育异常，多次流产刺激可成为乳腺癌的诱因。

（5）紧身内衣。穿紧身内衣易导致乳腺癌，紧身内衣和过紧的胸罩会影响淋巴回流，增加乳腺癌的患病风险。

（6）激素类药品。为了使乳房丰满或延迟更年期而服用雌激素类药物，可以导致内分泌紊乱，增加乳腺癌的患病风险。因此，对雌激素类药品的使用要谨遵医嘱，切不可长时间、大剂量服用。

（7）饮食习惯。长期高热量、高糖、高脂肪饮食人群的乳腺癌患病率高于一般人群，而高纤维素饮食则有助于降低乳腺癌的发病率。饮酒可增加发生乳腺癌的风险。

▐▶ 乳腺癌会传染吗？

乳腺癌不会传染。"传染"就是疾病从一个人身上传播到另一个人身上。传染必须具备 3 个条件，即传染源、传播途径及易感人群，三者缺一不可。传染的前提是有导致疾病发生的微生物（细菌、病毒等）的存在，目前尚未发现乳腺癌的发生与任何微生物有关。同乳腺癌患者在一起工作、生活、身体接触、吃饭、洗澡、共用餐具以及共用毛巾，甚至母乳喂养、输血等，均不会导致正常人感染乳腺癌。与乳腺癌患者共同生活和工作是安全的。

▐▶ 如果家里有人患上乳腺癌，家族成员也会患乳腺癌吗？

不一定。癌症源自基因突变。约 10% 的乳腺癌与会遗传的基因突变有关，为遗传性乳腺癌，如某些家族携带突变的 BRCA1/2 基因，该基因将会有 50% 的可能遗传给后代，而携带突变基因的人将有 50%~70% 的概率患上乳腺癌。另外，90%~95% 的乳腺癌则是由于高龄，或者暴露于有害环境如化学污染或放射线等导致的基因突变所致，这样的基因突变不具有遗传性，称为散发性乳腺癌。此时，家族成员患乳腺癌的概率和暴露于相似居住环境中的普通居民是一样的。

▐▶ 什么是乳腺小叶增生？

乳腺小叶增生是乳腺增生性疾病中最为常见的一种非肿瘤、非炎症性的增生性病变，约占乳腺专科门诊病例的 80%，可发生于青春期后任何年龄的妇女。

病因：与内分泌失调和精神情志有密切关系，如情绪不稳定、心情不舒畅、过度劳累、性生活不和谐、生活环境变迁或者过食含有激素的滋补品和长期使用含有激素成分的化妆品等。

临床表现：月经来潮前 5~7 天乳房胀满疼痛，月经来潮后乳房胀痛缓解乃至消失，待下次月经来潮前又出现周期性的变化。

治疗:乳腺增生是正常的生理现象,同乳腺癌的关联并不大,其治疗也没有特异性,一般以调理为主,中医对症治疗效果较好。

(1)要保持心情舒畅,避免情绪波动,更不可以有长期的精神抑郁,在月经前期更应注意。

(2)要劳逸结合,避免过度劳累,应积极参加体育运动。

(3)注意饮食结构,忌食或少食辛辣刺激性和油炸食品。

(4)和谐的性生活可以保持体内的激素水平和乳腺组织的生理调节正常。

(5)不长期使用含有激素的化妆品;不过食含有激素的滋补品;不使用激素类药物。

▥▶乳腺增生会导致乳腺癌吗?

对于乳腺增生,需要注意的一个认知是,乳腺增生是正常的生理现象,乳腺增生不会导致乳腺癌,也不是乳腺癌的前兆!仅仅有部分研究发现,当患者因为其他良性乳腺疾病切检后,病理为"乳腺重度不典型"患者的乳腺癌发病率比普通人群高3~8倍,但是由于普通人群的乳腺癌发病率也不高,故而这个绝对概率也是相对低的。因此提醒大家,不要因为得知自己患有乳腺增生而惊慌失措,甚至影响正常生活。不过,需要时刻提高自我保健意识,一旦发现乳房肿块或乳头溢液等现象,应及时到专科医院检查,以消除隐患。

▥▶乳腺增生需要手术治疗吗?

乳腺增生不需要手术治疗,只有钼靶、B超或触诊可疑为肿瘤性疾病的患者,才需要进行切检,以病理判断肿物性质。如果临床医生或者钼靶、B超诊断医生有足够的经验确认肿物为良性,则不必手术。

▥▶什么是癌前病变?

癌的形成往往要经历一个漫长的衍变过程。在癌充分形成之前,局部组织必定有某些形态改变作为前驱表现,由轻到重,逐步积累,最终发展成具有明显恶性特征的肿瘤表现。这种发生于恶性肿瘤之前的局部组织形态异常,又不足以诊断为恶性肿瘤的病理变化,病理学上称之为癌的前驱表现,临床上习惯称之为"癌前病变"。

乳腺癌癌前病变的概念,迄今为止并不十分明确。以往认为乳腺增生症属于乳腺癌癌前病变,然而,近年来国内外学者大多认为单纯的乳腺增生症并不发生癌变,癌变主要是在"导管上皮非典型增生"的基础上发生,因此将"上皮非典型增生"视为癌前病变,而单纯的乳腺增生不是癌前病变。

导管内乳头状瘤、乳腺纤维瘤、乳腺囊肿、乳腺囊性增生不属于癌前病变,如果伴有"中至重度不典型增生",则视为癌前病变。

▮▶ 什么是早期乳腺癌?

早期癌指的是"原位癌"或"不伴区域淋巴结转移的较小的浸润性癌"。在以往的概念中,早期乳腺癌包括 I 期(肿块< 2cm)和 II A 期(肿块介于 2~5cm,不伴腋窝淋巴结转移)乳腺癌。但是,乳腺癌从初期单个癌细胞,经分裂增殖发展成临床能检出的直径约 1cm 的小肿块,约需 30 次倍增,其生长期至少已逾 3 年,给转移提供了足够的时间。因此,仅把肿物直径作为早期乳腺癌的判断标准是远远不够的。

20 世纪 70 年代,国外有学者提出"微小乳腺癌"的概念,即导管内癌、小叶原位癌、不伴浸润性导管癌的 Paget 病及浸润直径< 1cm 的浸润性导管或小叶癌。近年来,越来越多的学者开始重视微小癌和 T0 癌(临床触摸不到原发肿块)。因此,早期乳腺癌的概念应为:①组织学早期癌,包括小叶原位癌、非浸润性管内癌、良性瘤的早期癌变、早期浸润癌;②临床早期癌,包括"T0 期乳腺癌"和"微小乳腺癌"。早期乳腺癌的特点——治愈率高!无论是保乳率、保腋窝率还是长期生存率都是非常高的,部分早期乳腺癌还可以免于化学治疗(简称化疗)。

早期乳腺癌有哪些临床特征？

早期乳腺癌是指直径<1cm 的微小浸润癌或原位癌（即所谓的 T0 期癌），其中多数是临床触摸不到肿物的癌。因此，早期乳腺癌患者多数没有任何特异性症状，所以极易被忽视。因此，不要因为乳房没有异常症状而放弃体检。

早期乳腺癌的预警信号有哪些？

临床上多数早期乳腺癌都是在体检中发现的。如果在近几个月突然出现乳房或腋下局部不适感；或单侧乳头溢液，乳头小片湿疹样皮损、水肿等；或乳房部皮肤有小的凹陷如小"酒窝"；或原先的良性乳腺疾病于近期症状体征出现明显变化，如乳房肿胀疼痛的周期性消失，而代之以持久存在的、无明显周期性变化的肿块，且有进行性增大的倾向；或腋窝部触及小肿块等，上述这些变化虽缺乏特异性，但也应该引起高度重视。

特别是乳腺癌的"高危人群"，如：月经初潮早、绝经迟；35 岁以上未育或 35 岁以上生育第一胎；母系(母亲、姐妹、女儿、外祖母等)乳腺癌家族史；对侧乳房乳腺癌史等。一般认为，"高危人群"患乳腺癌的风险比普通人群要高 2~4 倍，所以更需格外重视。

 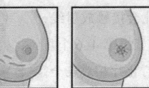

新发现的乳房肿物，或原有肿物突然增大　局部皮肤变化，如凹陷、水肿等　乳头外观或方向改变　乳头溢液　乳头皮疹或结痂

什么是局部晚期乳腺癌？

局部晚期乳腺癌主要是指原发病灶较大(一般指直径> 5cm)或伴有

皮肤、胸壁固定的情况,多伴有区域淋巴结转移,但是尚无远处转移的证据,有治愈的希望,不属于晚期乳腺癌,但也异于寻常早至中期乳腺癌,因此称为"局部晚期乳腺癌"。由于局部晚期乳腺癌潜在远处转移的概率高于普通早至中期乳腺癌,因此其治疗一般采用术前化疗(新辅助化疗),对局部癌灶和全身潜在转移灶进行初步控制后,再进一步行手术治疗。如果术前化疗比较敏感,局部晚期乳腺癌术后也有保乳或者保腋窝的可能,但并不作为常规推荐方案,仅用于保乳保腋意愿强烈的患者。局部晚期乳腺癌不是进行乳房切除后乳房再造的禁忌证。

▮▶ 什么是妊娠 - 哺乳期乳腺癌?

此病是指在妊娠期或哺乳期发生的乳腺癌。此类乳腺癌的规范术语是"妊娠相关乳腺癌",指怀孕期间及分娩后 12 个月内诊断的乳腺癌,其在产妇中的发病率为 1/3000~3/10 000,占所有乳腺癌的 0.2‰~3.8‰。由于孕产妇乳房自然有乳房肿胀、增大及结节感的改变,此时期乳腺癌的最大问题就是诊断延迟,患者往往需要 1~3 个月或更长时间才能诊断明确。因此,持续存在 2 周以上的乳房肿块应进一步检查,甚至做活检。妊娠相关乳腺癌的综合治疗方案与普通乳腺癌相似,但也有特殊之处,最常采用的手术方式是根治性乳房切除术,以胎儿危险性最小为原则来完成。虽然可选择保乳手术,但考虑到胎儿会接触放射线,放疗应延迟到分娩后进行。在妊娠第 4~6 个月和第 7~9 个月用 CEF 方案进行化疗相对安全。终止妊娠似乎不能提升患者的生存率,但当母亲的生命受到威胁或胎儿异常时,可考虑终止妊娠。

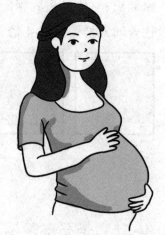

▮▶ 什么是炎性乳腺癌?

炎性乳腺癌是乳腺癌的一种特殊类型,临床表现为乳房迅速增大、发红、皮温升高等。炎性乳腺癌恶性程度极高,病情发展极为迅速,预后不良,但经规范治疗后,也有治愈的可能。炎性乳腺癌一般不能直接切除,通常采取先化疗、后手术、而后放射治疗(简称放疗)的治疗策略,后续内分泌治疗和靶向治疗方案与普通浸润性乳腺癌相同。炎性乳腺癌是保乳的禁忌证,但不是乳房再造的禁忌证。

▐▶ 什么是乳腺错构瘤?

乳腺错构瘤是由脂肪组织、纤维组织、乳腺导管和乳腺小叶多种组织成分混合生长而成,是临床上比较少见的特殊类型的乳腺良性肿瘤。其主要发生于分娩后或绝经期妇女,发生的年龄跨度较大,青少年也有发生。其病因是乳房胚芽迷走或异位,或胚芽部分发育异常致使乳腺正常结构组织错乱组合, 即由残留的乳腺管胚芽及纤维脂肪组织异常发育而构成瘤样畸形生长,所以,严格来讲,错构瘤并不是一种真正的肿瘤。其临床表现一般为患者无意中发现的乳房肿块,肿瘤生长较缓慢。瘤体常为单个,大小不一,呈圆形、扁圆形、界限清楚,移动良好,一般无触痛。位于乳房皮下者,质软,类似于乳房脂肪瘤。位于腺体内者,质较坚实,似乳腺增生症或乳腺纤维腺瘤,术前不易区别。由于肿瘤边界清楚,手术切除完整,预后良好。

▐▶ 男性也会患上乳腺癌吗?

正常男性的乳房发育程度很低,所以常常被忽视,他们几乎从来不会想到自己的乳房还会出问题,就连医生也常常忽略男性乳房疾病。其实,男性一样会被乳房问题所困扰。有乳腺组织,就可能得乳腺癌,但男性较少患有乳腺癌, 可能与没有受到卵巢分泌的女性激素的过度刺激有关。目前,男性乳腺癌的发病数量在所有男性癌症中占 0.22%,占所有乳腺癌患者的 1%。男性乳腺癌患者大多为中老年人。男性乳腺癌的发病原因尚不清楚,可能与长期应用雌激素治疗前列腺癌、曾患睾丸炎、男性乳房过度发育以及肝功能损害等有关。本病可有一定的家族聚集性,曾有个案报道兄弟或父子同患乳腺癌。

▌▶ 男性乳腺癌有哪些特点？采用的治疗方法有哪些？

男性乳腺癌的病理组织学形态基本与女性相同,但不发生小叶癌。男性乳腺癌的临床首发症状为乳晕下无痛性肿块、质地硬实、边界欠清、活动度差,常可累及乳头与乳晕,皮肤出现乳头回缩,肿块区皮肤凹陷、水肿,甚至发生溃疡。半数以上病例可表现为皮肤变红、瘙痒、乳头湿疹等现象。肿块可与皮肤粘连固定,乳晕出现卫星结节,这些情况表明癌已扩散。同时,可发生腋下淋巴结肿大,有的可出现血性乳头溢液。

男性乳腺癌须与男性乳房过度发育相鉴别,应进一步检查有无睾丸、肝脏、肾上腺及垂体疾病,并进行综合分析。进行针吸活检和乳腺 X 线检查可帮助诊断。中老年男性如出现原因不明的乳房肿块,应择期切除并行病理检查。

男性乳腺癌的治疗原则基本与女性乳腺癌相同,因男性乳腺癌多见皮肤及胸肌受累,手术宜采用根治切除。手术后辅以化疗、放疗和内分泌治疗。男性乳腺癌常因缺乏重视而在就诊时已为晚期,容易发生腋窝淋巴结及内乳淋巴结转移,故男性乳腺癌预后常较女性乳腺癌差。对于男性乳腺癌的诊疗,关键在于早发现、早诊断、早治疗。

▌▶ 什么是副乳腺癌？

副乳腺癌是指发生在正常乳腺以外的异位乳腺（或称副乳）的癌症,以腋窝副乳腺癌最常见,约占全部乳腺癌的 0.1%。副乳腺癌的手术治疗无须切除正常乳房,而化疗与内分泌治疗的方法与普通乳腺癌基本相同。

▌▶ 乳腺癌遗传吗？

流行病学调查发现,5%~10%的乳腺癌是家族性的。如果一个人有一位近亲患乳腺癌,则此人患病的风险增加 1.5~3 倍;如有两位近亲患乳腺癌,则此人的患病风险将增加 7 倍。患者发病的年龄越小,其亲属患乳腺癌的风险越大。乳腺癌有明显的家族遗传倾向。

一部分患者罹患乳腺癌是由其父母通过特异的遗传基因(BRCA1/2 基因)遗传下来的。这些基因所导致的结构或功能异常,会使其携带者乳腺癌发病的风险远高于一般人群。已有研究证明,70%~85%的 BRCA1/2 基因突变携带者在其一生中将发展成乳腺癌患者。低于 30 岁的乳腺癌患者中超过 25%是由于遗传基因突变引起的。

▶▶ 乳腺癌的蔓延转移方式和途径有哪些?

(1)乳房内蔓延。早期癌细胞沿乳腺导管在导管内蔓延生长,进一步发展则突破导管进入导管外组织间隙浸润扩展,晚期病例则可能浸润皮肤,累及胸肌、胸壁等周围组织。肿瘤在乳房内的蔓延程度影响患者治疗中保留乳房的成功率,肿瘤在乳房内的蔓延范围越广,保乳就越困难,保乳成功的概率就越低。

(2)区域淋巴转移。癌细胞经淋巴管侵入同侧腋窝淋巴结,进而侵袭锁骨上淋巴结,最后汇入静脉血流而向远处转移。腋窝淋巴结的受累情况会影响手术时保留腋窝的可行性,当采用前哨淋巴结技术证实腋窝没有淋巴结受累的时候,可以免于进一步的腋窝淋巴结清扫手术,从而避免腋窝淋巴结清扫带来的患侧上肢功能丧失,避免致残。

(3)血行转移。癌细胞可经淋巴途径进入静脉,也可直接侵入血液循环而致远处转移。早期乳腺癌亦可发生血运转移。常见的远处转移部位依次为肺、骨和肝。理论上,局限于导管内的原位癌发生血行转移的概率极低。血行转移只有通过化疗才能治疗,因此,多数浸润性乳腺癌在手术后均须化疗,而某些特殊类型的乳腺癌患者,如原位癌、黏液癌或者经临床-病理综合分析血行转移概率较低的患者可以考虑免于化疗。

11

▇▶ 初次发现的乳腺癌可能的转移方式有哪些？

乳腺癌最常见的转移部位为患侧腋窝淋巴结，先为少数、散在、质硬、无痛、可被推动的肿物，继之数量增多并融合成团。其他常见的远处转移部位为肺及胸膜、肝、骨、脑等。

▇▶ 什么是乳腺癌的化学预防？

多年来，作为抗雌激素的药物，他莫昔芬早已应用于乳腺癌的治疗。近来的一些乳腺癌预防研究证实，应用他莫昔芬可以降低乳腺癌高危人群的发病率，连续服用 4 年后，与同期对照组相比，发病人数减少 45%。近年的研究发现，对于绝经后妇女，应用来曲唑和依希美坦进行化学预防的效果要优于他莫昔芬。

▇▶ 为什么要进行乳腺癌普查？

普查是防治肿瘤的重要措施。因为目前对乳腺癌尚无有效的针对性预防措施，治疗后生存期长短的关键在于能否及早发现并治疗。开展普查是比较有效的早期发现乳腺癌的手段，特别是发现无症状的早期乳腺癌。普查发现的早期乳腺癌患者不但治疗效果好，生活质量也大为提高，部分早期乳腺癌可以免于放化疗带来的痛苦，而且多数早期乳腺癌可以获得保乳、保腋窝的机会，这将给患者带来难以形容的心理安慰，使他们能够保持较高的生活质量，同时有利于节省医疗资源、减少治疗支出，是一项非常有利的预防措施。世界卫生组织建议 40 岁以上的妇女每年进行一次乳腺肿瘤的普查。

▇▶ 哪些人属于乳腺癌的高危人群？

(1)家族中有超过 2 位亲属在 50 岁之前患乳腺癌或卵巢癌；1 位亲属既患乳腺癌又患卵巢癌；1 位亲属在 50 岁之前患双侧乳腺癌；1 位男性亲属患乳腺癌。具备以上任一条件的女性均属于高危人群。

(2)有胸部放疗史的女性。

(3)基因检测或遗传危险度评估确定 BRCA1/2 基因突变的女性。

(4)有病理证实的"小叶原位癌"或"导管上皮重度不典型增生"。

(5)有病理证实的"外周型导管内乳头状瘤"或"乳头状瘤病"。

什么时候进行乳房的自我检查最好？

月经正常的妇女月经来潮后的第 9~11 日为乳房检查的最佳时间，此时乳腺处于相对静止状态，容易发现病变。绝经后妇女于每个月的第 1 周进行检查，每个月 1 次。哺乳期、妊娠期应每月自查。

如何进行乳房的自我检查？

(1) 视诊。站在镜子前，观察双侧乳房的大小和形态是否对称，双乳头是否在同一水平线上，乳头是否回缩、凹陷，乳头、乳晕有无糜烂，乳房皮肤的色泽如何，有无水肿和橘皮样变，乳房皮肤浅表静脉是否曲张；两手往上举，观察乳房表面皮肤是否存在局限凹陷或乳头有无以上提及的不对称。注意内衣上有无分泌物或出血的痕迹。

(2) 触诊。平卧于床上，手臂举过头，将左手手指并拢，平坦地放在右乳房表面，利用自己指端、掌面的触觉，轻柔地平贴着触摸乳房各部位。可以从"外上"开始，沿顺时针方向依次检查，仔细触摸检查一圈后回到原处，手指向内移动 3cm 左右，再依次检查一遍。一般进行 3 圈即可全部检查完一侧乳房。右手用同样的方法检查左侧乳房。

什么是乳腺癌的三级预防？

乳腺癌的三级预防是指对已患有乳腺癌的患者进行合理的治疗使其康复，根据患者的具体情况，以及肿瘤的病理类型、侵袭范围、病期和发展趋势，有计划、合理地应用现有的治疗手段，大力提高治愈率，即使在较晚期也要积极治疗、控制症状、延长生存期。提高患者的生存质量是乳腺癌三级预防的主要目的。

第二章

临床表现

乳腺癌的常见临床表现是什么？

乳腺癌的症状是比较好分辨的，关键是细心观察乳房的“表情”，让我们一起来看看。

(1) 酒窝征

乳房出现酒窝是乳房韧带受累的表现。因为乳房深浅部肿瘤侵犯悬韧带，将导致其失去弹性、挛缩，从而牵拉皮肤造成局部凹陷，形成酒窝状。如肿瘤直接侵犯皮肤，同样会造成皮肤凹陷。但并非所有的酒窝征都是乳腺癌的表现，乳房慢性炎症、脂肪坏死和术后瘢痕挛缩也会造成皮肤凹陷，须仔细诊断。

(2) 静脉扩张

孕妇或哺乳期女性出现的单侧乳房静脉扩张，往往是由炎症或恶性肿瘤所致，最常见的肿瘤是乳房肉瘤、巨大纤维瘤等。

(3) 橘皮征

乳腺癌皮下淋巴管受侵犯、淋巴回流受阻可致皮肤水肿，但毛囊处的皮肤不会随之发生水肿，因此容易造成乳房表面凹陷，就像橘子皮一样。同时不排除炎性乳腺癌的可能，炎性乳腺癌往往范围更广，甚至累及全部乳腺。

(4) 乳头、乳晕改变

乳头下方出现肿瘤，可牵拉乳头引起乳头偏斜、乳头凹陷；侵犯乳头可致乳头溃疡、糜烂。乳腺湿疹样癌的症状是乳头结痂、脱屑、糜烂、反复不愈合。

(5) 乳房局部隆起

乳房肿块发展到一定程度，将隆起于皮肤表面，或伴有皮肤表面色素沉着。

(6) 乳房肿块

乳腺的外上象限是乳腺癌的好发部位，多不伴有任何症状，常为单个、不规则、活动度差的硬性肿块，洗澡时或自我检查时是可以发现的。

(7) 乳头溢液

非哺乳期内乳头溢出棕色或血色液体，可能是由乳腺肿瘤造成的。

乳汁样分泌物可能是由内分泌异常所导致的。脓性溢液可能是由乳房炎症所导致。据统计,单侧乳头溢液中 12%~25% 是乳腺癌的表现。

(8) 两侧乳房不对称

由于肿瘤的存在或与胸壁粘连,该侧乳房可出现体积或形态的变化。

▮▶ 为什么乳腺癌总发生于乳房的外上方向?

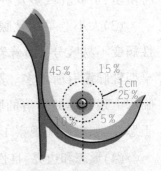

以乳头为中心做一十字交叉,可将乳腺分为内上、外上、内下、外下及中央(乳晕及周围1cm)5 个区。乳腺癌以外上多见(45%),其次是内上(15%)、外下(10%)、内下(5%)和中央部(25%)。

▮▶ 什么是"酒窝征"?

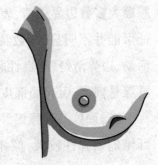

乳房出现酒窝是乳房悬韧带受累的表现,因为乳房肿瘤侵犯悬韧带,将导致其失去弹性、挛缩,从而牵拉皮肤造成局部凹陷,形成酒窝状。如肿瘤直接侵犯皮肤,同样会造成皮肤凹陷。

▮▶ 什么是"橘皮征"?

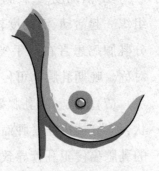

乳腺癌皮下淋巴管受侵犯,淋巴回流受阻可致皮肤水肿,但毛囊处皮肤不会随之发生水肿,容易造成乳房表面凹陷,就像橘皮一样。

▮▶ 什么样的乳房肿块更像癌?

乳腺肿块是乳腺癌最常见的症状,约 90% 的患者是以该症状前来就诊的。随着肿瘤知识的普及、防癌普查的开展,这一比例或许还会增加。若乳腺出现肿块,应对以下几个方面加以了解:

(1)部位。乳腺癌以外上为多见,但部位不是乳腺癌与良性疾病的鉴别要点。

(2)数目。乳腺癌以单侧乳腺单发肿块为多见,单侧多发肿块及原发双侧乳腺癌临床上并不多见。但随着肿瘤防治水平的提高,患者的生存期不断延长,一侧乳腺癌术后对侧乳腺发生第二个原发癌肿的机会将增多,但双乳或多发肿物者良性疾病的比例会大大增加。

(3)大小。早期乳腺癌的肿块一般较小,有时与小叶增生或一些良性病变不易区分。随着乳腺自我检查的普及和普查工作的开展,临床上早期乳腺癌有所增多。乳腺癌的一个重要特点是短期内缓慢长大,因此临床上遇到诊断不清的肿物须密切观察 4~6 个月,如果变大则更倾向于恶性,如果密切观察 1~2 年没有变化,则更倾向于良性疾病。

(4)形态和边界。良性肿物边界清楚,有像弹珠一样光滑的触感,而乳腺癌大多数边界欠清,表面不光滑,有结节感。但须注意的是,小肿物的特征可能并不明显,少数特殊类型的乳腺癌可因膨胀性生长,表现为光滑、活动、边界清楚,与良性肿瘤不易区别。但即使很小的肿块有时也会累及乳腺悬韧带,引起局部皮肤的凹陷或乳头回缩等症状,较易早期发现。

(5)硬度。乳腺癌肿块质地较韧,与用手指按压鼻尖的感觉相似,而纤维瘤则弹性较大,像弹珠一样光滑,硬度稍大。

(6)活动度。纤维腺瘤的活动度较大,而乳腺癌则是肿块与其周围组织一起活动,活动度较低。若肿瘤侵犯胸大肌筋膜,则活动度更小。部分乳腺癌患者在双手叉腰、挺胸、使胸肌收缩时,可见两侧乳腺明显不对称。晚期乳腺癌可侵及胸壁,则完全固定。

(7)皮肤。当乳腺癌的肿瘤周围淋巴结受侵,皮肤水肿可以呈橘皮状,称为"橘皮征",肿瘤周围也可出现皮下结节,称为"卫星结节"。也有的乳腺癌侵犯乳管导致乳头"回缩"。

在乳腺良性肿瘤中,表现为乳腺肿块的也不少见,其中最常见的是乳腺纤维腺瘤。该病以年轻女性多见,40 岁以上患者发病率低。肿瘤常为实性,质韧,表面光滑,触摸有滑动感,无皮肤粘连,亦不引起乳头回缩。导管内乳头状瘤肿块常很小,不易扪及。稍大者可在乳晕周围扪及小结节,临床以乳头溢液为主要症状。乳腺小叶增生很少形成清晰的肿块,而以局部乳腺组织增厚为主,质地较韧,无包膜感,在月经来潮前常有胀痛。

有些表现仅为乳腺局部腺体增厚,并无明显肿块,无清楚边界,大多数为"乳腺增生"。但仔细检查增厚区,也有部分乳腺癌表现为局限性增厚,如果同时伴有皮肤粘连或皮肤水肿则更应引起注意,可以做乳房B超或钼靶摄片加以鉴别,必要时可以用乳腺磁共振检查加以鉴别。

▐▶ 乳头溢液都是乳腺癌的表现吗?

乳头出现血性溢液不一定是乳腺癌的表现。乳头血性溢液可见于乳管内乳头状瘤、乳腺癌、乳腺增生及乳腺炎。因此,不要将所有的血性溢液都视为癌症,须经过全面的检查,方可做出最后的诊断。

▐▶ 如何鉴别诊断乳头溢液?

要通过乳头溢液来判断所患疾病的性质,需要明确以下几点:

(1)溢液是"真性"还是"假性"。"真性溢液"是指液体从乳腺导管内流出。"假性溢液"常见于乳头凹陷者,由于乳头表皮脱落,细胞积存于凹陷处,引起少量形似液性豆渣的渗出,时常有臭味。一旦拉出凹陷乳头,保持局部清洁,"溢液"即会消失。

(2)溢液是双侧还是单侧。双侧性溢液是生理性的,一般情况下多见于乳腺增生患者。停止哺乳1年内的多数女性仍会有少量乳汁分泌;妊娠中晚期孕妇双乳可挤出少许清淡色初乳;更年期女性由于内分泌紊乱,部分女性会分泌少量乳汁。导管内疾病(乳头状瘤、乳腺癌等)一般单侧乳头溢液。

(3)溢液是单孔还是多孔。出现溢液时要观察液体从哪一个或哪几个开口溢出。单孔溢液多为乳腺导管内乳头状瘤。多孔溢液可能是生理性、药物性、全身良性疾病或乳腺增生症。

(4)溢液是自行外溢还是挤压后溢出。前者多为病理性,乳腺癌患者约有13%有自发性溢液史。良性或生理性溢液以挤压后溢液为多见。

(5)溢液的性状。乳腺癌的乳头溢液多为血性溢液,而其他疾病的乳头溢液可能为脓性、清亮色、淡黄色等,但是这些情况有时并不十分典型,需要请专科医生进行鉴别。

需要强调的是,如果出现单侧乳房单孔血性溢液,则须手术治疗。

▮▶ 乳头溢液与乳房疾病的相关性是什么?

不同乳房疾病的溢液形态是不同的,可分为以下几种:

(1)乳汁样。这种溢液多为生理性,如断奶后或流产后的近期,不是癌症的表现。

(2)淡黄色溢液。这是最常见的一种溢液,几乎见于各种乳腺疾病,以乳腺增生症为多见,也有一部分为导管内乳头状瘤或乳腺癌。因此,对这种溢液是需要提高警惕的。

(3)血性溢液。这类溢液可为鲜红色、咖啡色、深黄色、褐色等不同的颜色。此种溢液是危险的信号,须高度警惕,其中50%~75%为导管内乳头状瘤,15%为乳腺癌。如血性溢液发生于绝经后,则患乳腺癌的概率更高。

(4)清水性溢液。无色透明,偶有黏性,溢出后不留痕迹。这种溢液可能是乳腺癌的信号,应进一步检查。

▮▶ 什么是湿疹样癌?

乳腺湿疹样癌是一种特殊类型的乳腺癌,又称为Paget病,临床主要表现为乳头、乳晕处皮肤长期湿疹样变,病变处皮肤略硬,与周围分界清楚,有浆液性渗出物,并伴有不同程度的瘙痒、灼痛,有时出现褐色鳞屑样痂皮,可随病程的延长出现破溃、乳头回缩,可伴有乳头溢液,有时可伴有乳腺肿块或腋下淋巴结肿大。

第三章

诊断

▓▶ 乳腺癌诊断常用的方法有哪些?

（1）最常用且最有效的乳腺癌诊断方法依然是经过专业训练的医生的触诊。

（2）最常用的仪器检查是乳腺钼靶X线检查和乳腺超声检查。

（3）磁共振检查一般用于常规检查不能诊断的肿物或者保乳前排除多发癌。

（4）乳腺导管镜检查或导管造影检查更适合乳头溢液患者。

▓▶ 为什么要做乳腺钼靶检查?

乳腺钼靶检查,全称为"乳腺X射线摄影检查"。乳腺X射线摄影检查具有全面、直观、操作简单、安全和费用比较低廉等特点,已被公认为乳腺癌临床常规检查和乳腺癌预防普查的最好方法之一。

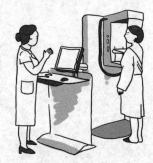

（1）乳腺钼靶是一种相对无创的检查方法,能比较全面而正确地反映出整个乳房的大体解剖结构,是目前诊断乳腺疾病的首选,也是最简便、最可靠的无创性检测手段,且分辨率高、重复性好,留取的图像可供前后对比,不受年龄、体形的限制。

（2）乳腺钼靶检查的特点是可以检测出医生触摸不到的乳房肿块,特别是对于大乳房和脂肪较多的乳房,诊断价值高,敏感性达95%;少许以微小钙化为唯一表现而临床诊断为阴性的T0期乳腺癌,也只有通过乳腺钼靶检查才能早期发现和诊断。

（3）如果发现某些早期病变又不容易确诊,可以进行随访钼靶X线片观察。

▐▶ 乳腺钼靶检查对身体有害吗?

乳腺钼靶检查是一种低剂量乳腺X线拍摄乳房的技术,而且放射线对人体的危害与年龄有关：年龄越小，暴露于 X 线下患癌症的危险越大；年龄越大，则危险越低。40~50 岁期间可以每年做一次乳腺钼靶 X 线片，而 50 岁之后可以每 1~2 年做一次钼靶 X 线片。更重要的是，应该有一系列的乳房 X 线片用来比较。一旦出现乳房肿块，则不管年龄多大，都要做钼靶 X 线片。

▶ 乳腺钼靶的过程是什么样的？

受检者站在乳腺钼靶机前；技术员将乳房放置在托板上；压迫板缓慢压迫、展平乳房；曝光。整个过程没有伤害性。

▶ 乳腺钼靶检查前的注意事项有哪些？

(1)由于乳腺钼靶检查需要将上衣脱掉，因此检查前请选择易于穿脱的合适衣裤。尤其注意避免穿无法将上衣独立脱掉的连衣裙或连体裤，也应避免选择穿脱烦琐的上衣，以免耽误时间，如果因疾病原因不能独立完成穿、脱衣动作，需要携带家属。

(2)检查时必须完全脱去上衣及装饰物，注意保管好贵重饰物。

(3)优质的 X 线片效果离不开良好的乳腺组织压迫。为了能清楚地呈现深部组织的影像，减少辐射剂量，技术人员会尽量压扁乳房。压迫使患者感到有压力或疼痛，但每次压迫时间一般不超过 1 分钟，这 1 分钟可能挽救患者的生命。因此，检查中还须注意消除紧张情绪，乳腺组织在缓慢加压中可以承受较大的压力，摄片时请保持身体静止，直至压迫解除，不要因疼痛移动身体，以免照相失败。

(4)年轻妇女的普查性照相，请尽量避开经期前后 3~5 天。

▶ 什么是钙化？

微钙化作用是可能在迅速分解细胞的部位找到钙化斑点，这些由迅速分解细胞留下的残余物可以显示为微钙化作用，当它们成群大量出现时，即表示有小肿瘤的可能。多数的乳腺钙化是良性的，而"微钙化作用"则可用于恶性的钙化作用,它们通常表现为小型、成群、数量更多以及具有各种形状(杆状、分支状、泪珠状),与良性病症有关的钙化作用通常比较大,数量比较少,广泛分散且形状多为圆形。介于这两种之间的是难以断定的钙化作用,它们通常标示为"不确定"。

大钙化作用通常是乳房内部的退行性变,形成原因多是由于曾经有损伤、发炎或乳房动脉的老化,并且通常与癌症无关。这些病例一般不需要进行活组织切片检查。

良性钙化一般数目少、颗粒粗大。恶性病变表现为数目多,甚至无法计数,如泥沙样钙化、成簇的针尖样钙化。但有时也可表现为数量较少,如数颗或数十颗,数目少的恶性钙化常见于分叉状、小杆状。1972年Woife提出,凡是每平方厘米有15~20个钙化点,即可判断为恶性钙化。

钙化的形态对辨别病变的良恶性有较大的意义,在观察中发现:粗大颗粒状、蛋壳状、不规则团块状及轨道状钙化多发生于良性病变;针尖状、小杆状、分叉状及泥沙样钙化多发生于恶性病变。钙化的形式越多样、大小差异越大,恶性的可能性越大,单纯出现一种形态的钙化时,成簇的针尖状、分叉状钙化对诊断恶性病变的意义较大。而单纯出现泥沙样钙化,对病变的良恶性判别则比较困难。泥沙样钙化为不确定性钙化,良恶性有重叠,但如果泥沙样钙化伴有其他钙化形式则提示恶性病变。

▮▶ 乳腺癌的钼靶表现是什么?

癌组织血运丰富,且常伴有纤维组织增生或组织坏死,多呈浸润性生长,所以,在X线片上常表现为一密度增高而边缘模糊的阴影。肿瘤影像的面积常小于临床初诊所测得的面积,这是因为体表测量包括癌肿周围反应性增厚的软组织。在X线片上,肿瘤周围也常见到增粗的血管影像。另外,有些癌组织坏死后,会产生钙质沉着,在X线片上呈小片针尖样、泥沙样,且少数为颗粒状钙化点。

▌▶ 什么是乳腺超声检查?

超声诊断的原理是,当超声波通过各种不同的组织时,会产生不同的反射与折射,经处理后可获得声像图,根据声像图显示的病灶大小、形态、轮廓边界、回声类型、回声内部情况及后方衰减情况等判断病变的性质。与普通腹部盆腔等部位的常规超声检查不同,乳腺超声需要应用乳腺检查专用的特殊高频探头,才能较清晰地显示乳房内部的细微结构。

▌▶ 乳腺超声检查的优势何在?

超声显像技术的日益完善,尤其是彩色多普勒超声技术的应用,使乳腺肿块的内部结构、大小、形态、边缘、内部血管多少、血流分布情况及其与周围组织的关系等情况,都能被清晰地显示出来。医生可根据这些检测出的数据,初步判断肿块的性质。简而言之,凡是发现乳腺有肿块者,均可通过彩超检查以初步明确肿块性质。临床上,超声检查主要应用于鉴别乳腺肿块的良、恶性,发现早期乳腺癌,检查腋窝及锁骨上有无肿大淋巴结方面,能为临床诊断及治疗提供可靠的依据。当乳腺钼靶 X 线摄影有可疑高密度影或可疑双侧不对称影,以及丰满乳房触诊可疑时,超声检查的意义更大。

超声诊断主要在下列情况时更具价值:

(1)对乳腺钼靶 X 线片上边界清楚的结节的评估。鉴别囊性或实质性病变是容易和准确的,具有明显的优势。

(2)当体检所见和乳腺钼靶 X 线摄影结果不一致时,超声有助于分析病变的性质。如体检有所发现而乳腺钼靶 X 线摄影为阴性,尤其是致密乳房,超声常能显示有无病变。

(3)超声有利于细察因解剖原因在乳腺钼靶 X 线摄影中显示不出来的病变。

(4)超声引导下穿刺病理检查可以直接获取病理诊断。

(5)超声可用于对触摸不到的乳腺病变行手术前的金属丝定位。

(6)超声优于乳腺钼靶X线摄影之处还在于评估硅酮乳腺植入物的状况,尤其是有破裂和漏出时,还可用于导引在植入物附近检查触摸得到和触摸不到的病变穿刺。

▮▶ 乳腺超声检查的过程是什么样的?

检查时,患者一般仰卧,充分暴露乳房及腋部,在探头表面和乳房表面涂抹耦合剂(黏滞的液体),检查者持探头对两侧乳房依次进行检查,不遗漏任何部位,并须注意观察两侧是否具有对称性。

▮▶ 乳腺超声检查前的注意事项有哪些?

(1)检查前请选择穿戴易于穿、脱的衣裤。注意避免穿无法将上衣独立脱掉的连衣裙、连体裤以及连体内衣和塑身内衣,也应避免选择穿脱烦琐的上衣,以免耽误时间。如果因疾病原因不能独立完成穿、脱衣动作,需要携带家属。

(2)检查前应主动告知超声医生自己发现的异常情况,如可疑肿物等;如果临床医生在体表画了标记,应主动指示给超声医生;如果是就某项发现进行的随访,如乳腺癌化疗后观察,或者乳腺良性肿瘤的定期复查等,应向超声医生提供以往的检查单;如果手里有钼靶或磁共振结果,应主动提交给超声医生。

(3)检查时,患者躺在检查床上,充分暴露乳房。医生首先观察患者的乳房和乳头外观有无改变,并行乳房触诊,以了解肿块的大小和部位。随后,以乳头为中心分区扫查,观察并记录肿块的形态、质地、边界、有无包膜、内部有无钙化灶等情况,最后用彩色多普勒探测肿块内部及周边的血流情况。

(4)医生出具检查报告。如果发现超声检查结果与自己的发现或临床医生的发现有出入,或者与以往的检查有出入,应和临床医生进行讨论。

(5)如考虑有腺体增生,检查时间以月经结束1周为宜。

▐▶ 乳腺 B 超能获得什么样的信息？

(1)乳腺肿块的形态。浸润性边界是乳腺癌的主要特征,在彩超上常显示为蟹足状、毛刺征等。边界清晰、形态规则的乳腺肿块大多为良性。

(2)锁骨上和腋窝淋巴结情况。正常情况下,这两个部位的淋巴结是不肿大的,且质地较软。若有乳腺肿块者同时发现这两个部位有淋巴结肿大,且找不出造成淋巴结肿大的其他原因,则高度怀疑乳腺肿块是恶性的。

(3)肿块内钙化声像。钙化对乳腺癌的诊断具有重要价值。乳腺癌的钙化特征为针尖样或泥沙样的微小钙化,彩超的高分辨率也可以发现肿块内的钙化情况。发现钙化需要用乳腺钼靶 X 线摄影验证钙化的形态和数量,并做出诊断。

(4)肿块内和周围的血流情况。乳腺癌可刺激机体生成一种肿瘤血管生成因子,会刺激血管生成,并形成丰富的血管网络。彩超常表现为肿块内部或周围有较丰富的血流,有时可以发现肿块内的穿支血管,尤其是动脉血管。

此外,有经验的彩超医生还可以结合临床上的肿瘤特征,如有无乳头异常溢液、肿瘤表面皮肤有无橘皮样变,以及触及肿块的硬度、活动程度等,以提高判断的准确性。

▐▐▶ 如何看超声和钼靶检查(BI-RADS 分级)报告？

BI-RADS 分级系统是 1992 年由美国放射学会(ACR)提出并推荐采用的"乳腺影像报告和数据系统",BI-RADS 的结果分为 0~6 级:

0 级:现有影像未能完成评估,需要增加其他影像检查,包括加压点片、加压放大、加拍其他体位或行超声检查。

1 级:阴性,乳腺 X 线片无异常发现。

2 级:良性发现,存在明确的良性改变,无恶性征象。

3 级:良性可能大,建议短期随访。期望此病变在短期(<1 年,一般

为 6 个月）随访中稳定或缩小来证实判断。这一类的恶性率一般小于 2%。建议在此后 6 个月时对病灶侧乳腺进行 X 线摄影复查,第 12 个月与 24 个月时对双侧乳腺进行 X 线摄影复查,如果病灶保持稳定,则可继续随诊;若病灶有进展,应考虑活检。

4 级:可疑异常,但不具备典型的恶性征象,应考虑活检。再继续分成 4A、4B、4C,临床医生和患者可根据其不同的恶性可能性对病变的处理做出最后决定。

4A:需要活检但恶性的可能性较低。

4B:中度恶性可能。

4C:进一步怀疑为恶性。

5 级:高度怀疑恶性,恶性可能性高于 95%。

6 级:已行活检,证实为恶性。

▮▶ 乳腺磁共振(MRI)检查是什么?

磁共振成像(MRI)是影像学的新技术,对软组织分辨率极好且无辐射,对乳腺检查具有独到的优势,能可靠地鉴别乳腺肿块的性质,使乳腺诊断水平有了很大的飞跃。在第 90 届北美放射学年会上华盛顿医疗中心主持的一项多中心研究表明,对于具有乳腺癌高危遗传因素的女性而言,MRI 是最好的筛查方法。2007 年,美国癌症学会发布的新指南建议,终身乳腺癌危险≥20%的妇女除乳腺钼靶 X 线检查之外,还应常规接受 MRI 检查。

▮▶ 乳腺 MRI 检查对乳房疾病诊断有哪些优、缺点?

MRI 对软组织结构及病变的显示价值明显优于传统的钼靶、B 超和 CT 扫描。强化的 MRI 诊断乳腺病变的敏感性和特异性分别为 86%~100% 和 37%~97.4%。临床实践已显示,MRI 在发现和排除乳房恶性病变方面不失为一种有效的辅助手段。MRI 检查无须特殊准备,无创伤,无电离辐射。但其缺点是检查时间较长,应有足够的心理准备。

什么样的患者需要做乳腺磁共振(MRI)检查?

(1)乳腺钼靶 X 线片和(或)定性较为困难的局灶性、多发性病变。

(2)在年轻患者,因为乳腺腺体致密导致钼靶和超声检查误诊率增高,MRI 检查可以提高早期、微小乳腺癌及多中心性乳腺癌的检出率。

(3)乳房成形术后观察其位置、假体完整性及乳腺病变情况。

(4)对乳腺癌高发人群进行普查。

(5)对乳腺癌术后或放射治疗后纤维瘢痕与局部复发进行鉴别。

(6)对于活检证实为腋窝淋巴结腺癌、临床乳腺体格检查正常并且乳腺钼靶 X 线摄片为阴性的患者,应进行 MRI 检查以发现乳腺癌的原发病灶。

(7)活检证实为乳腺癌的患者,如果乳腺组织致密以致无法评估疾病范围,可考虑进行 MRI 检查。

乳腺磁共振检查是万能的吗?

乳腺 MRI 检查是其他乳腺影像检查的辅助,仅用于上述几种特殊情况,不能替代标准的乳腺钼靶 X 线片和乳腺超声检查,更不能作为万能检查在乳腺门诊常规应用。

乳腺磁共振检查前的注意事项有哪些?

(1)磁共振设备周围(5 米内)具有强大的磁场,严禁患者和陪伴家属将所有铁磁性的物品及电子产品靠近、带入检查室,这些物品包括:所有通信类物品;各种磁性存储介质类物品;手表、强心卡及配贴;掌上电脑等各种电子设备;钥匙、打火机、金属硬币、刀具、钢笔、针、钉、螺丝等铁磁性制品;发夹、发卡、眼镜、金属饰品、不明材质的物品;病床、轮椅等。

(2)体内安装、携带以下物品及装置的患者(包括陪伴家属),视为磁共振检查的禁忌,不能进入磁体间,否则有生命危险,包括心脏起搏器

(某些厂家的特殊型号除外,如百多利、美敦利),植入性体内自动除颤器(ICD,某些厂家的特殊型号除外,如百多利),心脏支架(目前厂家声称可以做磁共振),人工心脏瓣膜(金属),动脉瘤术后金属夹,植入体内的药物灌注装置,植入体内的电子装置,血管内栓塞钢圈、滤器,下腔静脉滤器,心电记录监护器,金属缝合线,体内有子弹、碎弹片或铁砂粒等,骨折手术后固定钢板、钢钉、螺丝,人工假肢或关节,助听器、人工耳蜗、中耳移植物,眼内金属异物,义眼,活动义齿、牙托及头面部有植入物等。

(3)幽闭恐惧症患者、孕妇、需生命支持及抢救的危重患者无法行磁共振检查。有各种手术史(特别是器官移植、心肾手术史)患者及家属须于检查前特别声明,以策安全。

(4)具有固定义齿、节育器、留存在体内的钛合金物体(如脊柱钛合金固定装置)等的患者应于检查前通知医生,根据具体情况决定可否进行磁共振检查。

(5)应先除去有铁钩、铁扣和拉链的衣物及装饰物品,以身穿纯棉质料的衣裤进行检查为宜;腹部检查患者检查前3天内禁服含金属离子类药物,检查前12小时空腹,禁食水摄入。

(6)核素检查(ECT)后3天内不宜做MRI检查。

(7)磁共振检查属无损性检查,对人体无辐射伤害。但检查时机器噪声较大,此为正常现象,请患者和家属做好心理准备,不要慌乱,保持绝对静止。

(8)由于患者所查部位及病变性质的差别,所需的检查时间会不同,检查时间可能提前或延后,所以请务必准时或提前15分钟到达。

▶ 怎样确诊乳腺癌?

病理检查是确诊乳腺肿物性质、诊断是否为乳腺癌的金标准。具体方法有以下几种:

(1)切除活检。将肿块完整切除进行冰冻切片检查,可迅速获得可靠的病理诊断,是目前采用最多的术前病理检查方法。对于触摸不清的钙化或肿物,可在染料或者导丝引导下进行切除活检。

(2)穿刺活检。用粗针穿刺肿块,吸出少量组织进行病理检查。穿刺活检可在 B 超引导下进行,以提高穿刺的成功率,减少损伤。

(3)真空辅助旋切活检。仅限于肿物极小、用穿刺或切除活检相对困难的病例。

什么是穿刺活检?

穿刺活检分为细针穿刺和粗针穿刺两种。细针穿刺只能获取细胞学诊断,因为细针所取的组织量比较有限;用粗针穿刺肿块,吸出少量组织进行病理检查,适用于术前须明确诊断的患者。与切除活检相比,穿刺活检痛苦更小,可以免于一次局麻手术,准确性也更高。

通过粗针穿刺进行诊断更有利于保乳手术、前哨淋巴结活检、保腋窝手术、乳房再造手术的进行。如果需要采取先化疗、后手术的治疗方案,通常也采用针吸活检的方式进行诊断。

穿刺会使乳腺癌扩散吗?

活检导致癌细胞扩散的概率非常低。虽然很多人都怀疑穿刺会导致乳腺癌转移或者加速转移,但目前所有的研究均证实:乳腺癌穿刺并未促进肿瘤转移。

穿刺活检的过程大致是什么样的?

穿刺活检就是用一根很粗的空芯套管活检装置,穿刺到乳腺病变区域内取出几条大约 1.6mm 粗、1.5~2.2cm 长的组织条,送病理检查来明确乳房肿块的性质。空芯针穿刺在大多数情况下能获取足量的标本进行组织病理学诊断,且能区分浸润癌和原位癌,所以多年来在国外一直作为明确乳房肿块的常规手段。在国内,因为新辅助化疗的患者越来越多,必须在化疗之前有明确的病理诊断,所以空芯针穿刺的临床应用也日益广泛。

▐▶ 穿刺后的注意事项是什么？

穿刺处给予无菌敷料覆盖，保持敷料干燥，局部加压 0.5 小时以止血。而后可以自由活动，转天可以去掉敷料，无须换药或者拆线。

▐▶ 乳房穿刺活检和手术活检有何区别？

穿刺活检是用活检针将组织取出一小条进行组织学检测，操作简单，仅仅需要皮肤表面麻醉。手术活检则是将肿物全部或部分切除，进行组织病理学检测。相对穿刺而言，手术切取（除）活检则复杂得多，而且需要局部组织浸润麻醉，但手术活检可以把完整的病灶取出，能够得到准确的诊断。穿刺活检由于取出的组织相对较少，对病灶诊断的阳性率没有手术活检高。

▐▶ 什么是术中病理（冰冻病理切片检查）？

术中病理是指"冰冻病理切片检查"，即外科与病理科之间的紧急会诊。通过手术切取肿瘤组织，不经过常规固定、脱水、石蜡包埋等冗繁程序，而通过特制的 OCT 包埋剂，将组织冻结于 -20℃左右，切成薄片并染色，在显微镜下进行观察，以帮助确定组织的良恶性、切除方式、切除范围，确认肉眼不易辨认的组织等。

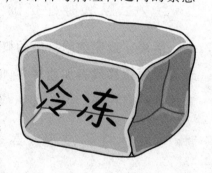

冰冻切片由于速度快，已经成为很多损毁性的或者良恶性难定的手术的术中常规诊断方式。但是冰冻病理也有它的局限性：确诊率不如石蜡切片，石蜡确诊率在 99%左右，而冰冻依据水平不同，在 90%~95%已经不错；对于脂肪类病变、淋巴瘤、交界性肿瘤等需要免疫特性确定或不易切片者，冰冻切片很难确定，故常常需要等待石蜡切片的诊断结果。

▮▶ 为何术中冰冻诊断与术后病理诊断有出入?

大约 5% 的患者可能会面临术中冰冻诊断与术后病理诊断有出入的问题,其实,病理医生也有苦衷。

首先,术中冰冻诊断的准确性仅为 90%~95%,即客观上存在 5%~10% 的误诊率,原因在于:①术中不可能将所有肿瘤全部冰冻切片,那需要太长的时间,冰冻诊断仅仅能取材 1~2 块,非常有限;②由于冰冻病理要求在 40 分钟内得到染色的切片,所以操作更注重迅速,导致快速冰冻后组织切片质量差,图像不清楚,诊断陷阱多;③要求在极短的时间内做出诊断,对病理医生是巨大的考验,忙中难免思考欠周全;④术中诊断没有特殊染色和免疫组化等辅助手段;⑤冰冻对病理医生要求极高:经验丰富、知识全面、对陷阱把握到位。

其次,许多组织和疾病不适合术中冰冻,外科医生不明白而照样送检:不适合做冰冻的组织如脂肪、皮肤组织、大块钙化组织、水肿组织等,无法进行冰冻切片;而一些疾病,如淋巴组织肿瘤、软组织肿瘤、内分泌肿瘤和一些需要计数分裂象和充分取材方能做出诊断的疾病,都是无法通过冰冻病理进行诊断的。

最后需要指出:术中冰冻不是最终诊断,仅是给外科医生的参考诊断,外科医生必须结合一切可能的其他指标综合考虑进行下一步手术,而且病理是以最终的石蜡病理为准。

▮▶ 什么是麦默通?

麦默通是在超声或乳腺钼靶立体定位引导下,通过计算机控制的真空辅助高速旋切乳房的治疗性诊断设备,用于乳腺肿物的微创治疗或活检。

▮▶ 麦默通诊断的优点是什么?

麦默通活检是先进的乳腺微创活检系统,具有如下优点:①微创、

33

局部麻醉即可;②一次穿刺,多次取样;③配合 B 超精确定位,准确切除;④切除标本量大,病理诊断准确;⑤恢复快,第二天即可从事正常的生活工作;⑥皮肤切口小(3mm)、效果美观等。

第四章 ◀▮

病理

▉▶ 病理检查是什么？

首先，临床医生从患者体内取标本，然后用固定液将标本固定，使其组织形态不发生改变。将固定好的标本送到病理科，由病理医生进行取材，一般都是把组织切成 1cm 长、宽，约 0.1cm 厚的小方块，再把取好的组织进行脱水。当组织脱水后，就进行侵蜡，其实就是把水的部分换成蜡，这样就能使细胞形态进一步固定完好。当上面的步骤完成后，就要进行切片了。通常病理医生会把组织切成 2~4μm 厚，然后把切好的东西粘贴在载玻片上面，再脱蜡、染色。染色结束后，用树胶把它封住，整个病理切片的过程就完成了。

所以，病理切片的整个过程，只是针对取出来的组织进行处理，和患者没有关系。因此，病理切片不会造成肿瘤恶化，或促进转移。

临床医生从患者身体上取出标本的时候，如果操作不当，就可能刺激肿瘤细胞，加速肿瘤细胞的增殖及扩散。因此，无论是肿瘤的切除活检还是穿刺活检，其操作一定要由训练有素的专科医生进行，否则稍有不慎就可能造成肿瘤扩散。

▉▶ 如何从病理检查结果提取有用的信息？

一份合格的乳腺癌术后病理检查报告单应包括以下几个信息：肿瘤的个数、直径、病理类型、分级、免疫组化指标（雌、孕激素受体，C-erbB-2、ki-67、P53 等），有的还需要 FISH 检测 Her-2 基因的扩增情况和化疗药物敏感性。

▉▶ 乳腺癌的病理类型是什么？

很多人认为乳房器官单一、组织简单，乳腺肿瘤仅分为乳腺癌和乳腺纤维瘤等几种简单的疾病。而真实的情况是，乳房组织成分极为复杂，乳腺可能发生的肿瘤粗略分析有几十种，即便是乳腺癌这一种疾病，也存在组织结构形态复杂、类别众多的问题，即使在同一癌组织中，更甚于同一张切片内可表现出两种以上类型共同存在。因此,乳腺肿瘤病理学已经成为相对独立的专业,是一个成熟的乳腺癌诊疗中心的重要的配套科室。

目前,我国临床上采用的是世界卫生组织(WHO)2003版乳腺肿瘤病理学新分类系统:

一、上皮性肿瘤

1　浸润性导管癌(非特殊性)
1.1　混合型癌
1.2　多形性癌
1.3　伴破骨巨细胞的癌
1.4　伴绒癌特征的癌
1.5　伴有黑色素特征的癌
2　浸润性小叶癌
3　小管癌
4　浸润性筛状癌
5　髓样癌
6　产生黏液的癌
6.1　黏液癌
6.2　囊腺癌和柱状细胞黏液癌
6.3　印戒细胞癌
7　神经内分泌肿瘤
7.1　实性神经内分泌癌
7.2　非典型类癌
7.3　小细胞/燕麦细胞癌
7.4　大细胞神经内分泌癌
8　浸润性乳头状癌
9　浸润性微乳头状癌
10　大汗腺癌
11　化生性癌
11.1　纯上皮化生性癌
　　鳞状细胞癌
　　腺癌伴梭形细胞化生
　　腺鳞癌
　　黏液表皮样癌
11.2　上皮/间叶混合性化生性癌
12　富于脂质癌

13　分泌型癌
14　嗜酸细胞癌
15　腺样囊性癌
16　腺泡细胞癌
17　富于糖原透明细胞癌
18　皮脂腺癌
19　炎症型癌
20　小叶瘤变
20.1　小叶原位癌
21　导管内增生性病变
21.1　普通型导管增生
21.2　平坦型上皮非典型增生
21.3　非典型性导管增生
21.4　导管原位癌
22　微小浸润癌
23　导管内乳头状肿瘤
23.1　中央型乳头状瘤
23.2　外周型乳头状瘤
23.3　非典型性乳头状瘤
23.4　导管内乳头状癌
23.5　囊内乳头状癌
24　良性上皮增生
24.1　腺病及其亚型
　　硬化性腺病
　　大汗腺腺病
　　盲管腺病
　　微腺性腺病
　　腺肌上皮腺病
24.2　放射性瘢痕\复杂硬化性病变
24.3　腺瘤
　　管状腺瘤

　　泌乳性腺瘤
　　大汗腺腺瘤
　　多形性腺瘤
　　导管腺瘤

二、肌上皮病变

1　肌上皮增生症
2　腺肌上皮腺病
3　腺肌上皮瘤
4　恶性肌上皮瘤

三、间叶肿瘤

1　血管瘤
2　血管瘤病
3　血管周细胞瘤
4　假血管瘤样间质增生
5　肌成纤维细胞瘤
6　纤维瘤病(侵袭性)
7　炎性肌成纤维细胞瘤
8　脂肪瘤
8.1　血管脂肪瘤
9　颗粒细胞瘤
10　神经纤维瘤
11　施万细胞瘤(神经鞘瘤)
12　血管肉瘤
13　脂肪肉瘤
14　横纹肌肉瘤
15　骨肉瘤
16　平滑肌瘤
17　平滑肌肉瘤

四、纤维上皮性肿瘤

1　纤维腺瘤
2　叶状肿瘤
2.1　良性

(待续)

续表

2.2	交界性	3	乳头 Paget 病	七、转移性肿瘤	
2.3	恶性	六、恶性淋巴瘤		八、男性乳腺肿瘤	
3	导管周围间质肉瘤,低级别	1	弥漫性大 B 细胞淋巴瘤	1	男性乳腺发育
4	乳腺错构瘤	2	Burkitt 淋巴瘤	2	癌
五、乳头肿瘤		3	结外边缘区 MALT 型 B 细	2.1	浸润性癌
1	乳头腺瘤		胞淋巴瘤	2.2	原位癌
2	汗管瘤样腺瘤	4	滤泡性淋巴瘤		

▮▶ 什么是乳腺原位癌?

乳腺原位癌是指乳腺导管或小叶内上皮细胞异常增生,但未超出周围基底膜的病变。乳腺原位癌包括"导管内癌"和"小叶原位癌"。原位癌的肿瘤细胞缺乏转移能力,故而规范治疗中可以考虑不清扫腋窝淋巴结(仅需要腋窝淋巴结活检),无须化疗,即使 Her-2 阳性也不要靶向治疗,如果受体阳性,需要内分泌治疗;原位癌一般不发生远处转移,局部复发率也远远低于浸润性癌。

▮▶ 什么是乳腺癌分期?

首先,不要把分期与分级相混淆,这是人们经常会犯的一个错误,其实两者极为不同。所谓分级,正如前述,与细胞增长有关,由病理组织活检信息决定。而分期需要根据多方面的信息(肿瘤浸润部分的直径、淋巴结累及的情况及其他器官的累及),在某种程度上是与治疗方案的确定及生存期的预估相关联的。

0 期:非浸润性乳腺癌(或原位癌),癌细胞局限于乳管组织内,没有扩散到其他地方。大多数原位癌不需要分期,非浸润性乳腺癌通常定为 0 期。

Ⅰ期:癌症已从导管或小叶扩散至附近的脂肪组织,肿瘤<2cm,未见淋巴结转移。

Ⅱ期:癌症已从导管或小叶扩散至附近的脂肪组织,肿瘤在 2~5cm,有时会累及淋巴结。

Ⅲ期：肿瘤>5cm，癌症可能尚未或已扩散至淋巴结；或者肿瘤尚<5cm，但淋巴结发现癌细胞。Ⅲ期乳腺癌属于局部进展期，有扩散至其他器官的危险。

Ⅳ期：为转移性乳腺癌，癌症已从淋巴结转移至身体的其他器官，通常会转移至骨、肝、肺或脑，这些需要通过影像学以及肿瘤部位活检等检查来确定。

▌▶不同分期乳腺癌的生存率各是多少？

不同期别的乳腺癌生存率不同，下面是各期患者的 5 年生存率，我们可以看出，分期越早，5 年生存率越高，所以早期发现、早期治疗是提高乳腺癌长期生存率的关键因素。

分期	5 年生存率(%)
原位癌	100
Ⅰ期	100
Ⅱ期 A	92
Ⅱ期 B	81
Ⅲ期 A	67
Ⅲ期 B	54
Ⅳ期	20

▌▶什么是免疫组化？

免疫组化检测是指利用特异性抗原抗体反应来观察和研究组织细胞内特定蛋白表达的技术，目前已经成为乳腺癌的常规检测项目。乳腺癌常规检测项目为 ER、PR、C-erbB2、ki-67、EGFR 和 CK5/6 基因表达。

▌▶乳腺癌常用分子指标的意义是什么？

乳腺癌的免疫指标主要包括 ER、PR、C-erbB2、ki-67 和 P53。

（1）ER、PR。两者分别为雌激素受体（ER）和孕激素受体（PR）。如果肿瘤细胞表达 ER 和（或）PR,则癌细胞生长和增殖受雌激素调控。反之,则不受雌激素的调控。ER/PR 阳性提示内分泌治疗有效,患者需要内分泌治疗。

（2）C-erbB2。大约 25% 的乳腺癌组织中表达增高,其表达与乳腺癌分级、淋巴结转移和临床分期呈正相关,即表达越高,预后可能越差。但也提示抗 C-erbB2 的靶向治疗（赫塞汀）有效。

（3）ki-67。其表达增高提示肿瘤增殖活跃,是判断肿瘤的恶性程度和化疗有效性的指标。ki-67 表达越高,化疗越敏感。

（4）P53。P53 突变率高的乳腺癌细胞增殖活力强、分化差、恶性度高、侵袭性强和淋巴结转移率高。P53 过度表达提示对第三代芳香化酶抑制药疗效不佳。

▌▶什么是受体（ER、PR）阳性乳腺癌?

乳腺上皮细胞存在雌激素受体（ER）和孕激素受体（PR）,在乳腺癌中,ER、PR 可以全部保留,也可以部分或全部丢失。ER、PR 的表达与否不能通过肉眼或显微镜直接观察到,必须通过一种叫"免疫组化"的检测手段检测出来。当通过免疫组化手段检测到 ER、PR 分子在乳腺癌细胞内存在时,检测结果显示为"阳性",称为受体（ER/PR）阳性乳腺癌。受体阳性的判断标准在历史上经历过多次变动,所以乳腺癌病例关于 ER/PR 的检测结果需要标明阳性细胞的百分比, 如 ER 80%（+）,PR <1%（-）等,仅仅标注 ER+ 或 ER+++ 等字样是不规范的。

▌▶什么是激素依赖型乳腺癌?

如果癌细胞 ER/PR 表达阳性,则肿瘤细胞的生长和增殖受雌、孕激素的调控,此时抗雌激素治疗（也称内分泌治疗）有效,这样的病例称为"激素依赖型乳腺癌",占全部乳腺癌的 50%~60%。

▐▶ Her-2(C-erbB2)是什么？

Her-2 的学名叫"C-erbB2 癌基因"，20%~30%的浸润性乳腺癌患者具有 Her-2 基因扩增，在细胞表面，该基因表达产物 C-erbB2 蛋白水平过度表达，提示肿瘤细胞增殖活跃，容易复发和转移。C-erbB2 蛋白表达与肿瘤的组织学分级高、淋巴结转移、临床分期晚、复发率升高呈正相关，与 ER/PR 表达呈负相关，C-erbB2 蛋白表达阴性患者无瘤生存期及总生存期均优于阳性患者，故 Her-2过度表达是判断预后差的指标之一。医生在制订治疗计划时，除了经典的肿瘤大小、淋巴结的转移状态、ER/PR 表达情况之外，还要结合 Her-2 的状态。Her-2基因扩增状态对乳腺癌的预后评估、化疗、内分泌治疗、生物靶向治疗方案的制订等方面都有重要的影响。但是我们也有针对 Her-2基因的靶向治疗药物——赫塞汀。目前还有更多针对 Her-2基因的新药物在研发之中。

▐▶ 什么是 FISH 检测？

FISH 技术的学名是"荧光原位杂交技术"，是以特异性的基因探针与肿瘤组织内的基因序列进行杂交，通过荧光显微镜观察特定基因变化的一种病理技术。FISH 检测是 Her-2 基因检测的"金标准"，它能准确地反映 Her-2 基因的状态。

▐▶ 什么时候需要做 FISH 检测？

虽然 FISH 技术是 Her-2基因检测的标准方法，但是由于该技术过于耗时而且昂贵，目前我国临床上尚不能将 Her-2基因的 FISH 检测作为常规方法，临床上一般先用免疫组化的方法检测 Her-2 基因的产物——C-erbB2 蛋白的表达作为初筛方法。如果 C-erbB2 蛋白的免疫组化结果为"+++"，则默认为基因扩增，而无须 FISH 检测；如果免疫组化结果为"-"或"+"，则默认为基因无扩增，也无须 FISH 检测；只有当免疫组化结果为"++"时，需要做 FISH 检测，以判断 Her-2基因是否真的有扩增。

▮▶ 什么是三阴乳腺癌？

三阴性乳腺癌是指 ER(-)、PR(-)、Her-2(-)的一种特殊类型的乳腺癌。目前研究发现,这一类乳腺癌具有恶性程度高、复发转移快的特点。其复发高峰为 3 年,3 年后复发风险会迅速降低。

▮▶ 保乳手术的病理检查是什么样的？

保乳手术不是简单地"将肿块切除"那么简单。一台保乳手术最基本的要求是"将乳房内的肿瘤完全切除且没有残留",而要达到这一目标, 显然不是外科医生随便切掉一块组织就可以完事大吉的——确定保乳是否成功还需要病理医生对切除的标本进行检查,以确定肿瘤是否被完全切除。具体而言,就是外科医生将肿瘤及周围约 2cm 大小的组织完整切除,然后将切除的标本送交病理医生。病理医生随即对标本的四周及深浅两面的组织进行全面的病理检查,只有病理检查证实"周切缘阴性",才能证明癌已经被完整切除,从而完成保乳过程。

▮▶ 什么是切缘？

切缘是保乳手术的专有名词, 是指肿瘤的边缘距离切除标本的边缘之间的距离。理论上,切缘越大越安全。

▮▶ 影响乳腺癌复发转移的因素有哪些？

(1)乳腺肿瘤的大小。

(2)腋下淋巴结受累程度。

(3)癌细胞是否已经进入血液系统或淋巴系统。

(4)肿瘤细胞的分化程度及增殖指数。

(5)癌细胞是否带有激素受体。

(6)靠近被切除的乳腺组织边缘是否存在癌细胞。

第五章

乳腺癌的综合治疗

▐▶ 被诊断为乳腺癌该怎么办？

患者一旦被确诊为乳腺癌，一定要找正规的专科医生就诊。医生首先会进行详细的病史询问和体格检查，然后进行辅助检查，如钼靶或超声等。这些检查是为了确定乳腺癌的临床分期，以及有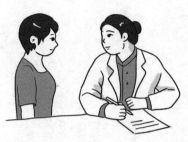无远处转移。然后，专科医生会根据乳腺癌患者的病情制订一套规范且个体化的治疗方案。

▐▶ 乳腺癌的治疗方法包括哪些？

乳腺癌的治疗方法以多学科合作的综合治疗为主，主要包括外科手术治疗、化学治疗、放射治疗、内分泌治疗、靶向治疗等。

▐▶ 乳腺癌的预后相关因素是什么？

在原发性乳腺癌的现代治疗中，一些关键性决策都和预后判断有关。预后因素指在无全身辅助治疗时，与无病生存和总生存相关的生物和临床指标。预后判断对确定那些预后好、无须全身性辅助治疗的患者尤为重要。此外，还有助于确定常规治疗预后差而应考虑更强烈的试验性治疗的患者。

(1)手术范围。在1~2期的乳腺癌腋窝淋巴结清扫与详细病理组织学评估的基础上，对于腋窝有转移的患者而言，腋窝淋巴结的阳性数目是所有预后因素中最有价值和最稳定的因素。通常符合要求的淋巴结清扫应至少切除10个淋巴结。受侵淋巴结的数目越多，患者的生存率越低，复发率则越高。

(2)肿瘤大小。肿瘤大小是另一个有价值的病理预后因素，它是以数量来表示的最重要的变量之一。肿瘤大小与受侵的淋巴结数有关，但具有独立的预后价值，且肿瘤越大，出现转移的时间越短。原发灶直径为1~2.5cm的患者,首次治疗后出现转移的中位时间为42个月,而肿块直径在8.5cm或以上的患者,中位时间仅为4个月,对于腋窝淋巴结阴性的患者,肿瘤大小是特别重要的决定预后的因素。淋巴结阴性的浸润性导管癌或小叶癌,若肿瘤直径为1cm或1cm以下,或者特别类型,如黏液癌、乳头状癌、小管癌以及淋巴结阴性的浸润性癌,只要直径在3cm以下,其预后都很好。在一项系列研究中,连续调查767例乳腺癌患者,其中符合上述条件者占29%,这些患者在20年中实际无复发生存率为87%。

(3)其他病理学预后因素还包括分化差(组织学和细胞核的变化)、淋巴管和血管受侵(LVI)。尽管不同的观察者在评价上述病理变化时可能存在一定的差异,但由病理学专家来判断的这些病理变化通常与预后差有关。肿瘤细胞雌激素受体的存在与否是最重要的生化指标之一。尽管激素受体状况与预后有关,但对预后的影响不大。肿瘤中等大小、淋巴结为阴性的患者,ER呈阳性时,其预后仅略好于ER呈阴性时,因此受体状况不能用于精确地判断预后,不能因受体阳性而省去辅助治疗。ER状况已明确是激素治疗有效的指标。有研究表明,Her-2基因的过度表达与无瘤生存期缩短有关,Her-2阳性乳腺癌预后很差。Her-2成为乳腺癌危险因素的新定义。2005年,HERA研究的第一次分析结果发现了赫赛汀可以降低癌症复发率(无病生存率)这一前所未有的益处。另外,目前人们正在研究许多其他预后因素,如表皮生长因子受体(EGFR)和RB、P53、Bcl-2等,但是关于它们的临床效用尚没有结论。

▶ 做乳腺癌治疗手术是否越早越好?

乳腺癌治疗中要注意局部和全身治疗的有机结合。乳腺癌是以局部临床表现为主的全身性疾病,无论是乳腺癌根治术还是保乳手术,各种手术都只是局部治疗。手术治疗在乳腺癌的系统治疗中是非常重要的,但只有全身情况得到了控制,局部治疗才会变得有意义。所以,在乳腺癌手术前,需要对患者的局部和全身情况进行一个详尽的评估,根据患者的临床分期进行合适的治疗。

为何有些乳腺癌需要先化疗再手术？

如果肿瘤偏大或病期偏晚，则不应一开始就进行手术治疗。究其原因，一是如果贸然切除，局部晚期乳腺癌手术难度大、风险高；二是手术后肿瘤残留的概率也会大大增加。此种情况下应首先进行术前新辅助化疗，这种治疗不仅能缩小肿块、利于手术切除，而且能有效地控制可能存在的微小转移灶，最重要的是，可以帮助临床医生尽快制订出敏感的化疗方案，以便更好地进行肿瘤的全身控制，降低耐药性的发生。局部晚期乳腺癌应待病灶得到有效控制之后再进行手术。目前，术前化疗越来越得到广泛的重视，这已成为不争的事实。

何时最不适宜做乳腺癌手术？

以下情况不适宜做乳腺癌手术：

（1）全身性的禁忌证。包括：①肿瘤已经发生了远处转移的病例；②患者的一般情况很差，已经出现恶病质者；③重要脏器（心、肺、肝、肾等）有严重的疾病、不能够耐受手术的患者；④年老体弱不适合手术者。

（2）局部病灶的禁忌证。有以下 5 种情况中的任何一项者：①皮肤"橘皮样"水肿，已经超过乳房面积的一半以上；②主癌灶周围皮肤可见卫星结节；③肿瘤直接侵犯胸壁；④胸骨旁淋巴结肿大，并已经证实为转移；⑤锁骨上淋巴结肿大，病理证实为转移。有以下 5 种情况中任何 2 项以上者：①肿瘤破溃；②皮肤"橘皮样"水肿，占全乳房面积的 1/3 以上；③肿瘤与胸大肌固定；④腋窝淋巴结最大直径超过 2.5cm 或者肿大淋巴结已经融合成团；⑤肿大淋巴结已经与皮肤或者深部组织粘连。

如何根据乳腺癌分期进行个体化治疗方案？

大量循证医学实验的证据表明，只有根据不同的临床分期选择合适的治疗方法，才能提高乳腺癌患者的生存率，否则只会适得其反。

0 期:非浸润性乳腺癌,可只行局部治疗(手术、放疗),辅以内分泌预防;不能进行化疗和全身靶向治疗。

Ⅰ期、ⅡA 期:乳腺癌属于手术治疗的早、中期局部浸润性癌,以局部治疗为主,并根据具体情况辅以全身治疗。

ⅡB 期和Ⅲ期:属于局部晚期乳腺癌,虽然以局部为主,没有远处转移病灶,但是远处转移概率较高,应在术前全身治疗控制满意的前提下,实施局部治疗。

Ⅳ期患者属于晚期癌或转移癌,以全身治疗为主,局部治疗仅仅控制症状,提高生存质量,并不能延长生存期。

什么是乳腺癌的局部治疗和全身治疗?

乳腺癌是以局部临床表现为主的全身性疾病,或者说,乳腺癌虽然以局部乳房病变为主,但是在其早期即开始有向全身蔓延的趋势。所以乳腺癌的治疗是综合治疗,其治疗手段包括局部治疗和全身治疗两部分。局部治疗包括手术治疗和放疗,两者的治疗后果仅能控制手术范围内和放疗照射范围内的肿瘤,其治疗特点就是效果明显,而且能够迅速控制大量密集的肿瘤病灶,如手术能迅速切掉肿瘤病灶,减少体内肿瘤细胞的总数量。而全身治疗则包括化疗、内分泌治疗、靶向治疗等,其特点是药物在血液中运行,能控制全身各处潜在的肿瘤转移病灶,缺点是有一定的全身副作用,而且仅在肿瘤密度较低的情况下效果才明显。乳腺癌治疗就是要局部治疗迅速降低病灶所在局部的肿瘤细胞数目,同时降低全身的肿瘤负荷,然后以全身治疗杀灭潜在于全身各处的微小转移灶。

腋窝淋巴结有转移还能够治愈吗?

乳腺癌患者常常错误地认为腋窝淋巴结转移就是全身转移,发生腋窝淋巴结转移后就无法治愈了。而实际上腋窝淋巴结转移只是肿瘤的一个门户转移,是手术彻底清除后,医生通过对所切除组织进行病理检查而得出的结论。发生腋窝淋巴结转移后,患者仍然有彻底治愈的机会。

第六章

手术治疗

▊▶ 什么是乳腺癌手术中的"三大保卫战"？

随着现代医学的发展,乳腺癌已不再那么可怕了,早中期乳腺癌获得完全治愈的概率是比较高的。尽管乳腺癌在我国的发病率逐年升高,但其死亡率却呈下降趋势,这也证明了我国在乳腺癌的治疗过程中,生存率水平已经和国际接轨。但同时不容忽视的是,我国乳腺癌患者接受的是以破坏性为主的手术方式,术后患者的生存质量并不高。但随着经济的发展和观念的更新,生存已不是患者唯一的追求目标。乳腺癌的手术治疗已实现从大刀阔斧的破坏性治疗到能对肿瘤实施精确性打击的转变,患者乳房的外形和功能得到了最大限度的保留,同时治疗效果也逐步得到了改善。保神经、保乳房、保腋窝,"三保留"的概念正逐步成为乳腺癌外科治疗的主导。

▊▶ 如何思考乳腺癌手术方式的选择？

当我们面对乳腺癌进行手术方式选择的时候,我们需要考虑两个问题:

(1)乳房怎么处理？乳房手术分为"肿物扩大切除术(保留乳房的手术)"和"乳房切除术"两种。总体原则是乳房能保就保、不能保就切除(加或不加乳房再造术)。保乳手术适用于肿瘤在乳房内孤立且局限、通过局部切除即可将肿瘤完全切除而无须切除乳房的患者,而乳房切除则适用于不能保乳或者要求切除乳房的患者。

(2)腋窝怎么处理？腋窝手术也分为"腋窝清扫术"和"保腋窝手术(即"前哨淋巴结活检术",简称"前哨")"两种手术。保腋窝的手术适用于腋窝淋巴结没有受肿瘤累及的患者,而腋窝清扫则适用于腋窝淋巴结受累的患者。

▊▶ 乳腺癌的手术方式有哪些？

乳腺癌手术其实就是关于保/切乳房+保/清扫腋窝两个手术的不同

组合。

(1)保乳+前哨淋巴结活检术。手术中保留乳房并且保留腋窝。

(2)保乳+腋窝淋巴结清扫术(也简称为"保乳术"),手术中保留乳房,清扫腋窝。"保乳术"的名称带有一定的欺骗性,因为名字里没有提到腋窝淋巴结清扫,但实际意思是包含腋窝淋巴结清扫术的。

(3)全乳切除+前哨淋巴结活检术。手术中切除乳房,仅做腋窝前哨淋巴结活检术,而腋窝得以保留。

(4)乳腺癌改良根治术。手术切除乳房,清扫腋窝淋巴结,但是保留胸大肌和胸小肌,或者保留胸大肌、切除胸小肌。

(5)乳腺癌根治术。手术切除乳房、胸大肌、胸小肌、腋窝和锁骨下淋巴结群及其软组织。

▶ 乳腺癌根治术的手术范围包括哪些?

乳腺癌根治术的切除范围包括整个乳房、周围皮下脂肪组织、胸大肌、胸小肌、腋窝和锁骨下的脂肪淋巴组织,做整块切除。一般沿上至锁骨、下至肋缘、前至胸骨、后至背阔肌前缘的范围切除整个乳房,去掉乳房上的皮肤包括乳头,依据病情在手术的同时于皮下进行腋下淋巴结清扫,用乳房周围的皮肤牵拉而拼合伤口,游离的皮肤经包扎而紧贴胸壁,依靠胸壁血管完成组织修复。

▶ 什么是保乳手术?

保乳手术的全称为"保留乳房的乳腺癌切除术",包括乳腺癌的局部切除和腋下淋巴结的清扫,是治疗早期乳腺癌的手术方式之一。在乳腺癌的治疗上,保乳术就是手术切除范围趋向缩小,尽量维持患者乳房的美观效果,保留女性自信的象征;同时,保乳术也保证切除肿瘤,切缘应保证为阴性,以减少转移和复发。保乳术具有创伤小、痛苦小的特点,它在保留乳房外形完整性的同时,又兼顾了术后的功能恢复。保乳术及术后综合治疗已成为治疗早期乳腺癌的主要方法之一。

▮▶ 保乳手术有什么优点？

（1）切除范围小，效果美观性好，术后并发症少，并且可以保持原有的身体外形。保乳术后患者的生活质量比乳房切除患者的生活质量要高很多。

（2）保乳手术的乳腺内复发率与乳房切除手术的胸壁复发率基本持平。

（3）保乳术+放疗可以获得与乳房切除手术相同的长期生存率。

（4）保乳术后患侧乳房内如出现复发，还可进行补救性乳房切除，仍可取得与一开始就切除乳房相同的生存率。

▮▶ 什么样的患者适合保乳手术？

循证医学资料大大地推动了保乳治疗在全球的实施，其适应证也越放越宽，进而以禁忌证的把握为主旨，其中尤其关注患者本人的意愿。

（1）患者本人及家人有保乳意愿。

（2）原发肿瘤直径< 3cm。

（3）同侧腋窝淋巴结无明显成团淋巴结。

（4）单发肿瘤、肿瘤离乳头和乳晕较远。

（5）无弥散分布的恶性钙化，可考虑保乳手术。

▮▶ 什么样的患者不适合保乳手术？

（1）多个象限的多发病灶。病变广泛，不可能通过单一切口的局部切除完成手术，以达到阴性切缘且美容效果满意。

（2）钼靶 X 线片提示乳房内弥散分布的癌性钙化。

（3）病理检查发现广泛导管内病变。

（4）患侧乳腺曾接受放射治疗。

（5）早、中期妊娠。

（6）保乳术术中的切缘经多次尝试切除结果仍然为"癌阳性"。

(7)胶原血管病变、硬皮病、活动性的系统性红斑狼疮等一般不适合保乳。

(8)肿瘤累及乳头。

(9)乳房较小而肿瘤较大。

(10)当地医疗条件不能保证保留乳房手术后序贯治疗(化疗和放疗)者也不宜行保乳术。

▮▶ 保乳手术后如发生局部复发,可以再次手术吗?

保乳手术在配合化疗和放疗的基础上,患者的远期生存率和局部复发率与根治术相同。一旦发生局部复发,仍可再次行手术切除,亦不影响治疗效果。保乳术后复发的手术,在手术前需要做全面的全身检查,排除发生其他部位转移的可能性。如果没有发现其他部位转移,则与普通乳腺癌的治疗方案一致,手术可改为乳腺癌改良根治术。

▮▶ 保乳手术前需要知道什么?

除了常规的麻醉风险、术中术后出血、伤口愈合等情况外,手术医生会非常详细地特别告知患者保乳手术实施的过程和术中可能遇到的切缘问题。

▮▶ 什么是前哨淋巴结?

"前哨淋巴结",顾名思义,就是像哨兵一样站岗放哨的淋巴结,也就是乳腺癌淋巴引流区的第一站淋巴结,即首先出现转移的那几个淋巴结。

▮▶ 前哨淋巴结活检术有何优点?

如果前哨淋巴结未被癌侵及,则其他淋巴结就可以基本判定没有淋巴结转移,则不必进行创伤巨大的腋窝淋巴结清扫,腋窝从而得以保留(保腋窝),进而避免了由清扫引起的一系列严重的并发症,而有的并发症是可以持续终身、不可恢复的,如淋巴漏、上肢肿痛、腋窝麻木感、幻痛感、上肢活动障碍、神经损伤等。

对前哨淋巴结的探测，是近年来发展起来的一项先进技术。目前，前哨淋巴结活检技术在国外已经成为乳腺癌的标准治疗步骤之一。但是在国内，该技术由于受到仪器、医生训练和经验的约束，目前推广尚有困难，国内只有少数医生从国外受训回来后在进行此项工作。

对于临床腋窝淋巴结阴性的早期乳腺癌患者进行前哨淋巴结活检术可以避免80%以上的早期患者行乳腺癌根治手术，从而避免了早期患者在传统方法上一律行扩大根治术所产生的并发症，避免了一部分患者因腋窝解剖结构破坏而造成的上肢淋巴水肿，缩小了手术范围，减少了手术创伤，提高了生活质量，而且没有增加腋窝的局部复发率和患者死亡率——这说明该技术是安全的，目前也没有发现其他的不良后果。该技术大大提高了早期乳腺癌患者术后的生活质量。

▮▶ 前哨淋巴结活检准确吗？安全性有多高？

用前哨淋巴结活检方法预测腋窝淋巴结有否癌转移的准确性已达95%~98%。乳腺癌前哨淋巴结活检的开展，使临床医生有可能选择性地切除那些最有可能发生肿瘤转移的淋巴结，并根据前哨淋巴结的病理检查结果决定进一步的治疗方案，使前哨淋巴结阴性的乳腺癌患者免行腋窝淋巴结的清扫。乳腺癌手术范围的缩小，减少了手术给患者带来的创伤，提高了患者术后的生活质量，缩短了手术后的住院时间，也降低了医疗成本。

▮▶ 前哨淋巴结活检手术是什么样子的？

(1)在肿瘤周围注射放射性核素，术中探测放射性核素积聚的淋巴结，即前哨淋巴结。

(2)注射生物蓝色染料，这种染料通常不被毛细血管吸收，而进入淋巴管，使之蓝染，循此蓝染的淋巴管解剖至距肿瘤最近的蓝染淋巴结，即前哨淋巴结。

（3）联合运用上述两种方法，既根据放射性的高低，又根据蓝染的程度来识别前哨淋巴结，使定位更为准确。

▐▶ 哪些乳腺癌患者适合做前哨淋巴结活检？

乳腺癌前哨淋巴结活检适用于临床体检腋窝淋巴结阴性的乳腺癌患者。当原发肿瘤直径＜2cm时，前哨淋巴结预测腋窝淋巴结有无转移的准确性可接近100%。

▐▶ 哪些患者不适宜做前哨淋巴结活检？

（1）多灶性乳腺癌，或者乳腺癌已蔓延超过一个象限或乳头受累。

（2）患侧乳腺或腋窝已接受过手术或放疗骚扰。

（3）妊娠哺乳期乳腺癌。

（4）示踪剂过敏。

▐▶ 何谓乳腺癌术后乳房再造？

乳房不仅是人类繁衍所依，也是女性的魅力和自信所在。爱美是女人的天性，所以我们常常可以见到拥有健康乳房的女人，想通过美容手术让自己的乳房变得更加挺拔、丰满、迷人；可是不幸因乳腺癌切除乳房的女性，术后失去的不仅仅是一个器官，还意味着体形的破坏以及自信心的丧失。对于任何一个女人而言，乳房的缺失都是心中永远的痛。乳房的重建，其意义已经不仅仅是美丽，而是获得生活的信心。"乳房再造"是指应用自身其他部位的组织（如皮肤、皮下组织、脂肪或肌肉组织）和（或）假体，建造一个大小、位置与健侧乳房相似，外观自然、持久的新乳房，以弥补由于手术造成乳房缺失的遗憾。

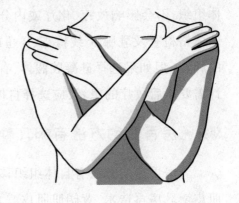

▮▶ 乳房再造怎么做？

现在临床多采用自体组织和(或)假体植入乳房重建术，是应用自身其他部位的皮肤、皮下组织、脂肪及部分肌肉组织和(或)假体，建造出一个与健侧乳房大小、位置相似，外观自然、持久的新乳房。

▮▶ 哪些人适合乳房再造？

随着医疗水平的提高，不管乳房切除的手术方式如何，胸部肌肉是否保留，都可以根据个人意愿选择不同方式的乳房再造。年龄、手术方式以及病情的轻重都不是影响乳房再造的主要因素。

▮▶ 哪些人不适合乳房再造？

(1)患者自己不愿意手术。
(2)全身一般状况差、不能耐受手术者。
(3)患者有严重的全身疾病(如心肺疾病)。
(4)严重瘢痕体质的患者。
(5)已有局部复发或远处转移者。

▮▶ 乳房再造术是否会影响癌症的治疗？

乳房再造术不会限制乳腺癌的手术类型。如果重建的乳房源于自体组织，不会影响放疗、化疗或内分泌治疗，不影响术后复查，通过定期的体格检查及乳腺 X 线检查、B 超或 MRI 等辅助手段可及时发现复发的肿瘤。但如果选择硅凝胶假体，有可能因放疗而变形。因此，一般对预计需要术后放疗的患者，应选择自体组织移植或延期假体乳房再造。

▮▶ 乳房再造的方法有哪几种？

乳房再造的方法有自体组织移植和假体植入两大类，包括腹直肌肌皮瓣乳房再造术、背阔肌肌皮瓣乳房再造术、背阔肌肌皮瓣加假体植入乳房再造术、单纯假体乳房再造术和下腹壁深动脉穿支皮瓣乳房再造术(DIEP)。假体植入乳房再造的优点是创伤小,手术操作相对简单。自体组织移植重建乳房适用于不适合或不愿意用假体植入的患者,以下腹部组织皮瓣应用最广,对胸部组织缺损严重、腹部脂肪过多、需要整形及乳房比较大的患者尤为适用。对组织量需要较小的患者,也可以应用背阔肌肌皮瓣转移的方式重建乳房。

▐▶ 什么是乳腺癌术后Ⅰ、Ⅱ期乳房再造?

Ⅰ期乳房再造术也称为即刻乳房再造术,是指在完成乳腺癌手术后即刻进行乳房再造术,也就是一次手术同时完成乳腺癌根治术和乳房再造术。Ⅱ期乳房再造术也称为延期乳房再造术或择期乳房再造术,是指在完成乳腺癌的全部治疗后数月至数年进行乳房再造手术,患者可以根据个人条件选择乳房再造的时间。需要放射治疗的患者要在放射治疗后1年以上进行乳房再造。

▐▶ 如何在保乳和乳房切除再造间进行选择?

如果肿瘤情况适宜保乳,则应选择保乳手术保全自身正常的乳房组织。如果因主、客观因素不能保乳,才选择乳房再造保全女性的形象和自信。

▐▶ Ⅰ期乳房再造的优点是什么?

(1)乳腺癌手术和乳房再造手术同时完成,患者在麻醉清醒后没有乳房缺失的感觉和经历,减少了患者因乳房切除带来的形体缺陷和心理创伤,提高了患者术后的生存质量。

(2)Ⅰ期乳房再造手术后并发症较少,重建乳腺形态好于Ⅱ期乳房再造。

(3)两个手术同时完成,患者可以节省部分手术费用和时间,而减少了二次手术的风险和痛苦。

(4)不影响手术后的任何治疗。

Ⅰ期乳房再造的缺点是什么？

(1)Ⅰ期乳房再造的患者没有经受缺失乳房的痛苦感受，对手术的实际后果没有充分准备，对重建乳房的外观形态要求比较高，容易产生不满情绪。

(2)乳房切除术和乳房再造术一次完成，患者需要耐受较长时间的手术。

(3)对复发的检出需要借助B超、MRI等辅助检查。

Ⅱ期乳房再造的优点是什么？

(1)患者有足够的乳房再造的思想准备，可以自己选择乳房再造的时间、方式、地点。

(2)可以在完成乳腺癌的全部治疗之后进行，有足够的时间观察预后。

(3)二次手术时间短，患者体力恢复快。

Ⅱ期乳房再造的缺点是什么？

(1)Ⅱ期乳房再造需要再次手术的费用、时间，并且需要承担二次手术的风险和痛苦。

(2)Ⅱ期乳房再造皮瓣坏死发生率高于Ⅰ期乳房再造。

(3)Ⅱ期乳房再造的外观不如Ⅰ期乳房再造，患者满意率低。

自体组织乳房再造怎么做？

自体组织乳房再造是将下腹部或背部的组织做成带血管的皮瓣，转移到胸部，塑造成乳房的形状，再将腹部或背部供区直接缝合，有时还需要在显微镜下将下腹部的血管与胸部的血管吻合。手术需要2~4小时。

什么样的乳房再造需要植入假体？

如果胸前组织量充足，可以直接植入乳房假体重建乳房。如果胸前组织量不足,则需要进行组织扩张后再植入假体,分两期进行:第一期是植入软组织扩张器,术后 2~4 周开始注水扩张,每次注水后可能会感觉胸部压迫感;注水扩张完成后 4~6 周进行第二期手术,取出扩张器,植入永久乳房假体。

▥▶ 假体有危害吗?

1963 年,美国人第一次将硅凝胶假体应用于隆胸术,距今已有 50 年的时间。每年全世界有数以万计的女性进行隆胸术,那么,硅凝胶假体对人体是否有致癌或致其他疾病的危害呢?由于曾经有人怀疑硅凝胶假体会导致自身免疫性疾病,所以 FDA 在 1992 年 1 月曾禁止应用硅凝胶假体,而在同年 4 月又批准硅凝胶乳房假体可以应用于乳房再造。1999 年 6 月 21 日,美国国家科学院发表了应美国国会要求进行的关于硅凝胶安全性的最终研究报告,这份报告的主要内容如下:

(1)没有证据表明硅凝胶假体会导致人体全身性疾病和诱发自身免疫性疾病。

(2)硅凝胶假体不会增加乳腺癌的发生率。部分研究报告表明,接受硅凝胶假体隆胸的人群中乳腺癌的发生率反而有所下降。

(3)硅凝胶假体不会对以后的母乳喂养构成危害,也不会对未出生的胎儿造成任何危害。

(4)硅凝胶假体可能引起的主要问题是局部并发症,不会对生命构成危害。局部的并发症包括假体破裂、包膜挛缩、感染及疼痛等。

(5)乳房假体不可能终身无限使用,植入的时间越长,破裂的概率越大。

(6)目前还不清楚现在使用的假体能不能达到 10~15 年的设计寿命,调查发现部分假体的寿命已经远远超过 15 年。

40 多年的临床实践和文献资料证明,硅凝胶假体安全可靠,不致癌,不会对人体造成全身性危害,但有可能引起局部并发症,但只要采取适当的措施,就可以降低并发症的发生。

▐▶ 乳头和乳晕如何重建?

乳头和乳晕的重建可以在乳房再造的同时进行,也可以在乳房再造手术后的任意时间进行,门诊手术就可以完成,不需要住院。乳头可以用局部皮瓣重建,乳晕可以选择其他部位的皮肤移植或通过文身的方法使其颜色加深。

▐▶ 乳房再造术后健侧乳房需要塑形吗?

一般情况下,重建的乳房可以与健侧乳房对称。在极个别的情况下,如健侧乳房明显下垂、乳房发育不良、乳房过小或异常肥大等,可根据患者的要求对健侧乳房进行重新塑形。术后应用无钢托胸罩或穿弹力塑身衣固定 3 个月,以固定乳房并对乳房塑形,减少切口张力,预防重建乳房下垂变形。

▐▶ 哪些乳腺癌患者适宜选择背阔肌肌皮瓣乳房再造术?

(1)对侧乳房为小至中等乳房(A~B 罩杯)。

(2)对侧乳房下垂不明显者。

(3)不适合应用腹部皮瓣进行乳房再造者。

(4)横行腹直肌肌皮瓣(TRAM)乳房再造失败者。

(5)未来有妊娠需求的女性。

▐▶ 背阔肌乳房再造术有何优势?

(1)背阔肌乳房再造术后瘢痕较小。

(2)因为背阔肌靠近乳房和胸大肌,容易做出乳房和腋窝形态,有非常良好的美容效果,对腋窝形态修复的效果更为明显。

(3)背阔肌肌皮瓣有利于提供假体表面更好的软组织覆盖,也有助于松弛放疗后紧缩的皮肤。

(4)背阔肌的解剖恒定,血运可靠,比较不必担心糖尿病或吸烟等血管不良因素。

(5)对患者腹部无影响,对将来妊娠及与此有关的活动无影响。

▶▶ 利用背部组织重建乳房,对上肢活动有影响吗?

由于背部肌肉较多,对其他肌肉起到代偿的作用,切取背阔肌后一般不会引起明显的功能障碍,对普通患者的工作和生活影响不大,但是对游泳、打网球等运动员的影响较大。

▶▶ 腹直肌肌皮瓣乳房再造术后患者卧位有何特殊要求?

腹直肌肌皮瓣乳房再造术后,正确的体位尤为重要,应将床头抬高30°角,并采取屈膝屈髋位,以利于减轻血管蒂的张力,促进肌皮瓣的血供和皮瓣下积液的引流,同时有利于减轻腹部供区张力,促进愈合,防止腹壁疝的发生。

▶▶ 腹直肌肌皮瓣乳房再造术后患者如何下床活动?

腹直肌肌皮瓣乳房再造患者早期下床活动时,应掌握如下技巧:首先包紧腹带,摇高床头,身体前倾坐起,与下肢成角小于90°,避免腹部用力,然后坐在床边,双腿用椅子抬高,避免下垂,静坐20分钟,如无头晕等不适主诉,可在护士及家属的协助下下床活动。下床时,身体稍向前倾,以减轻腹部张力。

▶▶ 腹直肌肌皮瓣乳房再造术后对腹部有影响吗?

腹部组织有很多层,手术只切除腹部部分皮肤、脂肪及一条腹直肌,无须进入腹腔,只要修补技术熟练得当,不会对腹部有太大的影响,但由于手术后局部腹壁薄弱,有可能出现腹壁疝。

▶▶ 腹直肌肌皮瓣乳房再造术后如何预防腹壁疝的发生?

由于乳房再造切除了一侧或双侧腹直肌,术后如果医生采取腹疝修补网片修补腹直肌缺损处,可降低腹壁疝的发生率。术后腹部切口应用腹带加压包扎,卧位时采取屈膝屈髋半卧位,以减轻腹部切口的张力。术后2周内避免做蹲起、用力排便等增加腹压的动作。如咳嗽或排便时,应按压腹部缺损区。尽量进食产气少、富含粗纤维的食物,以避免腹胀和便秘的发生。术后3个月至半年内宜穿塑身裤。

▎▶ 乳房再造手术前后为何要拍照?

乳房再造手术前后对乳房进行拍照是很重要的,主要用于手术前后进行重建乳房的对比。照片仅仅包括胸部和部分上臂,不包括面部,因此患者不必担心会有隐私被泄露的危险。

▎▶ 乳房再造后会留下新的瘢痕吗?

在应用下腹部或背部肌皮瓣进行重建的情况下,手术后腹部的下方或背部会留有一横行的瘢痕,可被内衣遮盖。手术后3~6个月瘢痕会发红,之后慢慢变得不明显,可以通过凝胶贴剂外敷来抑制瘢痕形成。个别瘢痕体质的人,术后可能会产生瘢痕增生,可以通过放疗加以抑制。

▎▶ 重建后的乳房会有变化吗?

自体组织重建的乳房,最初包含部分肌肉组织,较健侧稍微大一些,2~3个月后肌肉萎缩,形态逐渐稳定对称。重建乳房随体重变化而变化的情况因人而异。一般认为,重建乳房与正常的乳房一样,随着肥胖和消瘦等体重的变化而变化。实际临床实践中,手术后体重增加6kg以上的患者,重建乳房有所增大。

▎▶ 乳房再造后还需要二次手术吗?

二次手术需要与否,主要取决于患者对再造乳房的要求程度。乳房再造的最终目的是制作出左右对称、形态完美的乳房,二次手术是进行乳头乳晕重建。如果此时重建乳房不对称,还需要做一些小的调整,如瘢痕修整、局部脂肪抽吸或经原切口切除一部分过多的脂肪等,一般可在门诊手术室进行。

对重建的乳房应该抱有怎样的期待?

虽然重建乳房的技术能够塑造出形态逼真的乳房,但不能认为重建乳房和正常乳房完全一样,如果这样认为的话,可能会对手术结果失望。重建乳房的表面根据乳房切除方式的不同会遗留不同程度和不同形状的瘢痕,且因人而异。重建乳头没有正常的性感觉,而且重建只是单纯的形态重建,没有哺乳功能。

为什么有的时候健侧乳房也需要手术?

一般情况下,重建的乳房可以与健侧乳房对称。在极个别的情况下,如健侧乳房明显下垂、乳房发育不良、乳房过小或异常肥大等,可根据患者的要求对健侧乳房进行重新塑形。

乳房再造后为什么要穿束身衣?

穿弹力塑身衣,目的是固定乳房并对乳房塑形,减小切口张力,预防重建乳房下垂变形,防止重建乳房移位。

晚期乳腺癌患者能做手术吗?

原来的外科观念认为,有远处转移的晚期乳腺癌是没有手术指征的,但现在的观念有所变化。有研究显示,对于原发灶晚期转移性乳腺癌,在全身病灶控制良好的前提下,进行乳房原发灶的切除有利于延长生存期。主要原因在于:第一,乳腺癌综合治疗效果较好,即使有远处转移,仍能通过手术、化疗、内分泌治疗实现较长的生存期。第二,局部病灶的切除,降低了瘤负荷,减少了耐药细胞,降低了以局部病灶作为源头继续向远处播散的可能。如果化疗有效时,远处转移也有好转趋势,并且当乳腺上的肿瘤病灶也符合手术切除的条件时,是可以考虑行乳腺癌手术的。

▮▶ 哪些人可以做乳腺预防性切除术?

目前,在一些乳腺癌发病率高的地区,一些女性选择预防性地切除双侧乳腺,以便降低发生乳腺癌的风险。此手术适用于以下几种情况:

(1)已经发生了单侧乳腺癌,心理压力非常大乃致影响正常生活。

(2)很强的家族性遗传倾向(许多直系亲属患乳腺癌)。

(3)基因检测时发现 BRCA1 和 BRCA2 基因突变。

(4)乳腺肿瘤活检为乳腺原位癌。

预防性的乳腺切除术可能延长她们的预期寿命。但是,一些女性的BRCA 基因突变并不发生乳腺癌,这些女性不会受益于乳腺预防性切除术。由于乳腺癌能通过乳房 X 线片或乳腺检查早期发现,这些女性的生命预期寿命将不会从乳腺预防性切除术中受益。任何女性决定做乳腺预防性切除术之前,应充分考虑其不利之处。美国癌症协会建议"只有非常有力的临床和(或)病理指征才可以做此种预防性的手术"。在认真考虑之后,对于部分女性,乳腺预防性切除术是利大于弊的。

第七章

术前准备与检查

▐▶ 乳腺癌术前常规检查包括哪些内容？

乳腺肿瘤患者住院后，主管医生除对患者进行常规的病史询问、体格检查(包括对乳房的视诊、触诊)外，一般还要依据情况进行以下检查。

(1)入院后次日晨空腹取血、留尿(包括血常规、血型、血凝常规、流行病检测、肝肾功能、血糖、电解质、尿常规等)。

(2)胸部 X 线片检查。

(3)心电图检查。

(4)乳腺钼靶 X 线片。

(5)超声检查(包括双侧乳腺、腋下颈部淋巴结、腹部-盆腔 B 超)。

(6)磁共振检查(需要保乳或钼靶超声诊断不清的患者)。

(7)B 超引导粗针穿刺活检。

▐▶ 为何乳腺癌患者术前必须做腹部-盆腔 B 超检查？有何注意事项？

乳腺癌患者术前做腹部-盆腔 B 超检查可以帮助医生判断肿瘤有无发生腹部转移，有无腹腔积液、盆腔转移。同时，作为入院常规检查，超声检查还可以发现其他未知的疾病，比如胆结石、泌尿系统结石、子宫肌瘤、卵巢囊肿等，都是临 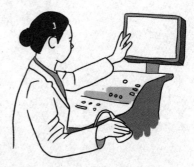 床上常见、患者既往不知道、术前超声检查偶然发现的疾病。

前一天要进易消化食物，少吃油腻食物，检查前 8 小时(即检查前一天晚餐后)不应再进食；如果是腹部胀气或便秘的患者，检查前日晚应服缓泻药，比如番泻叶或者果导片；检查前 2~3 小时应停止排尿，饮水 500~800mL，务必使膀胱有发胀的感觉。如果患者已行子宫卵巢切除术，应告知超声医生。

▐▶ 为什么保乳手术前患者要做磁共振检查?

大量研究证实,MRI 对乳腺癌的敏感性极高,达到 94%~100%,可以帮助我们了解病变的真正范围,因为病变的真正范围有时候比我们临床触诊的肿物直径大得多。此外,MRI 检查还可以帮助我们发现乳房内除已知病变外是否还存在其他癌灶,防止手术中未知癌灶被遗漏而导致保乳失败或肿瘤复发。因此,术前 MRI 能够更好地帮助外科医生选择适宜做保乳手术的患者,制订保乳手术方案,预见切缘的情况,对于 MRI 提示范围广泛的病变,可避免多切缘阳性而进行不必要的多次扩大手术。

▐▶ 什么是普萘洛尔试验?

普萘洛尔试验适用于临床上怀疑有自主神经系统功能紊乱,心电图 T 波低平或轻度倒置、ST-T 段轻度压低,同时伴有窦性心动过速、心悸、气短、多汗、失眠等表现的患者,特别是青、中年女性患者。

(1)试验方法。先做平静时 12 导联心电图以此作为对照,然后口服普萘洛尔 20~30mg, 在服药后 30 分钟、1 小时和 1.5 小时分别描记 12 导联心电图。

(2)结果判断。服药后心电图 ST-T 段恢复正常为阳性,提示 ST-T 段改变是由神经功能因素所致;如 ST-T 段异常仍持续存在,称为普萘洛尔试验阴性,考虑由器质性因素引起。

▐▶ 什么是术前谈话(手术、麻醉)?

手术前一天,床位医生或主管医生会和麻醉科联系安排第二天的手术时间, 并和患者及家属进行术前谈话, 谈话的目的是告知手术方式、手术的风险等。医生会将术中和术后可能出现的最常见情况、最坏情况、意外情况都表述清楚。患者和家属可以积极与医生沟通,了解各种手术方式的不同及优缺点,交流各自的想法,达到对手术方式的共识和对手术风险的理解,并通过"手术签字"的方式予以确认。

一般麻醉医生会在前一天进行麻醉术前访视，通常是在下午或傍晚直接到病房了解、访视患者，此时患者及家属应该在病房等候。麻醉医生访视的主要目的是了解患者的身体情况，以选择最适宜的麻醉方式。麻醉医生会进行一般的问诊和体格检查，判断是否有麻醉的禁忌证。患者应该在这个时候告知医生曾有什么药物过敏，以前得过什么重大疾病(肺结核、糖尿病、高血压、心脏病等)，目前在服用哪些药物等。以前做过哪些手术、采取何种麻醉方式、麻醉过程中出现过哪些特殊情况(如呼吸困难气管插管)也应当详细告知麻醉医生。

▐▶ 手术前应该注意什么？

手术当天一早，护士会给患者备皮，即用剃毛刀清除胸部和腋下的毛发。患者应当一早换好手术衣。手术衣一般反着穿，即把衣服开口有纽扣或系带的一面穿在背后，像穿围兜一样。不要佩戴任何首饰，如耳环、手镯、戒指等，能取下的义齿也要拿掉。不要涂指甲油和口红，因为麻醉医生会在手术中通过观察口唇和指甲来判断患者缺血、缺氧的情况。进手术室前，别忘记在病房上一趟厕所，很多人因为紧张，常有想上厕所的感觉，进了手术室就不能上厕所了，只能插导尿管。

▐▶ 乳腺癌患者手术前应做好哪些配合工作？

(1)手术前几天应改善营养状况，进食高蛋白、高热量、高维生素而易于消化的食物。注意饮食卫生，严防因肠道疾病而耽误手术。术前1天晚餐应食用半流质食物，如稀饭、面汤等。

(2)准备好术后的个人日用品。尤其是术后10天内可能要来例假的患者，要准备好足够的卫生用品。

(3)做好个人清洁卫生，包括洗澡、洗头、剪指甲，取下首饰、义齿交给家属妥善保管。

(4)配合做好术前各项检查，签署手术知情同意书，和医生共同商定手术方案。

(5)做好心理调适,听一些轻音乐或阅览一些休闲刊物以缓解术前的紧张和焦虑。

为什么手术时不能戴首饰、不能涂指甲油?

面部化妆、涂指甲油都会掩盖真实的面色、口唇及甲床的颜色,影响麻醉师术中观察病情变化。尤其是手术中需要在手指上戴一个血氧检测仪,如果有指甲油的话,则不能观测血氧,从而使患者陷入危险的境地。

全麻有后遗症吗?

在身体正常的情况下,麻醉药对人体无影响,只是有些麻醉药会在术后短期内出现胃肠道不良反应,如恶心、呕吐等。术中及术后会给患者吸氧,以促进气体交换,还会进行大量补液,以利于麻醉药经肾代谢排出体外。在正常情况下,麻醉药对人体无害,一般不适症状在一天内即可缓解,无须特殊处理,也不会有后遗症。

患者进入手术室后是什么情形?

推到手术间后,护士会将患者推到指定好的某一间手术室的手术台上,麻醉医生和巡回护士会先核对患者的姓名、床号,以及再次询问患者有没有吃早饭和喝水、有没有药物过敏,同时会问患者"做哪一侧手术呀?""知道做什么手术吗?"以便核对手术信息,防止弄错。由于手术台比较窄,患者躺在手术台上不能乱动,翻身要在护士的协助下进行。护士会在患者的手上、颈上或脚背打一枚静脉留置针,为了手术中能快速输液,针头会比较粗,打针的时候比较痛,患者应当积极配合。麻醉医生会先在患者身体上贴心电图电极,在患者手臂上系好量血压的袖带,在其手指上套好氧饱和度探头,这些仪器都需要在手术中常规监测患者的心跳、血压和呼吸等基本生命体征。由于血压通常会每5分钟量1次,手臂会有酸胀感。手指不能乱动,以免影响氧饱和度的监测。

第八章

术后照顾

▮▶ 手术后家属应做好哪些配合工作？

（1）术后为患者准备高营养、易消化的食物，以利于伤口早日愈合。

（2）一定要减少与术后护理无关的人员、家属的探视。过多的接待工作容易造成患者体力消耗过大，而过多外界人员的到来也会带来很多细菌、病毒，容易造成患者术后伤口感染及呼吸道感染。

（3）多关心照顾患者，多与患者交流。亲人给予的心理安慰是患者战胜疾病、早日康复的动力源泉。

▮▶ 如何安排乳腺癌患者术后的饮食？

为了促进术后的机体恢复，在饮食调理中可以在食物中补充一些养血、滋补肝肾、益气健脾、和胃降逆功效的中药，如黄芪、党参、丹参、当归、白术、枸杞子等，以改善气血两虚、气阴两虚和脾胃虚弱。而"肝气郁结"常常要靠患者心情的好转才能改善，需要较长的时间。

▮▶ 为什么手术后患侧上肢要保持功能位？

乳腺癌患者术后患侧上肢应抬高，并向躯体靠拢、内收。其临床意义是：①防止患侧上肢下垂，引起水肿；②防止患侧上肢外展造成的腋下积血、积液，有利于促进伤口愈合。

▮▶ 乳腺癌根治性手术有哪些常见并发症？

乳腺癌根治术手术范围较广泛，创伤较大，故术后可能出现多种并发症。主要的并发症有术后出血、皮瓣下积液、皮瓣坏死、患侧上肢淋巴水肿、肩背部疼痛等。不同的乳腺癌手术术后并发症的表现情况各异，只要早期发现、早期处理，一般不会对患者恢复健康产生大的影响。

▮▶ 乳腺癌手术后出血的医源性原因有哪些？

（1）术中止血不彻底，遗留活动性出血点。

(2)术后由于应用持续负压引流、体位改变或剧烈咳嗽等原因,使电凝的凝血块脱落或结扎的丝线滑脱,导致创面出血。

(3)术前应用放化疗或激素类药物使伤口容易渗血。阿司匹林的停药时间不足是术后出血最常见的原因,故而建议术前停用阿司匹林1周以上。

乳腺癌手术后出血的生活因素有哪些?

(1)术后早期在麻醉完全清醒前,患者无意识地挥舞上肢或挣扎是最常见的术后出血原因。

(2)术后咳嗽也是常见的出血原因。

(3)术后频繁翻身、身体扭动也是术后渗血的原因。

乳腺癌手术后出血的预防措施有哪些?

(1)术中彻底止血,术毕仔细检查有无活动性出血。注意引流管放置的位置,适当加压包扎有助于防止术后出血。

(2)术后要注意负压引流管的通畅及引流量、引流液的性质,对凝血机制不良的患者应及时对症处理。

(3)减少患者术后翻身、咳嗽、上肢活动的次数。注意正确的睡觉姿势,服用甘草片防止咳嗽,注意上肢保持功能位,尤其是在吃饭、洗脸的时候。

乳腺癌手术后皮下积液的原因及处理方法有哪些?

皮下积液指乳腺癌术后皮瓣与胸壁或腋窝间有液体积聚,造成皮瓣不能紧贴于创面,是乳腺癌术后常见的并发症之一。常见的原因有以下几点:

(1)引流不畅通,使创面的渗出液不能及时引出而积聚。

(2)创面内的血液凝固形成凝血块,不能引流出来,以后液化形成积液。

(3)解剖腋静脉周围的淋巴脂肪时,一些小的淋巴管损伤而未结扎伴引流不畅,形成积液,这些积液一般发生在腋窝外侧。

(4)皮瓣张力过大使伤口不易覆盖,以及引流管拔出过早等。

手术中遇到血管应予以精细结扎,同时应减少皮瓣的张力,保持负压通畅,适当加压包扎将有利于减少积液的发生。如出现积液,量较小时可以反复用空针抽吸;若量较大或多次抽吸无效,宜重置负压吸引或皮片引流以及加压包扎。

▉▶ 如何观察乳腺癌术后负压引流瓶中的引流液?

术后当日引流瓶可呈鲜红色,以后逐渐变淡,呈透明状。术后 24 小时引流液一般为 100mL 左右, 不同的患者略有差异, 但基本不会多于 200mL。出血多发生在术后 24 小时之内,如短时间内有大量深红色血性液体流出,每小时大于 100mL,触摸管壁有温热感,且患者出现脉搏细速、血压下降,提示有出血倾向,应立即通知医生并遵医嘱给予止血药,或做好手术止血的准备。

发现若术后引流瓶中的引流液呈乳白色黏稠状, 则考虑为乳糜漏形成,不用特殊处理,可以局部加压包扎,能自愈。若手术 7 天后日引流液量仍大于 30mL,且色浅、量大,则考虑皮下纤维板形成,严重时须再次手术行皮下纤维板清创术。

▉▶ 乳腺癌术后负压引流管通常放置在何处? 有何作用?

乳房切除术和(或)腋窝清扫术后,胸壁位置需要放置一根负压引流管。乳房切除术后一般放置在背阔肌前缘,缝线与皮肤固定。乳房切除术后在乳房下方放置引流管以引流乳房伤口内的渗出液。乳腺癌术后放置负压引流管的目的是排出伤口的皮下积液、积血,以利于皮瓣早期愈合,从而促进术后伤口的顺利愈合。

▰▶负压引流的注意事项有哪些?

(1)负压引流装置要保持密闭无菌。

(2)保持引流管通畅,避免打折、扭曲、受压,防止血块堵塞。

(3)妥善固定引流装置。平卧位时,用S钩将引流瓶固定在床边,尽量采用半坐位以利于引流,活动时应将引流瓶固定在较低的位置,防止引流瓶反流,造成逆行感染。

(4)负压以0.02~0.04MPa为宜,压力过小可造成引流管瘪塌、引流不畅,压力过大易造成出血。

(5)密切观察引流瓶的性质及容量,并准确记录。

▰▶乳腺癌手术后负压引流管什么时候可以拔除?

术后患者的伤口皮瓣贴合良好、无皮下积液、24小时引流量不超过15~20mg即可拔除引流管。正常情况下,患者在乳腺癌根治术后3~5天拔管。拔管后的引流管口用无菌敷料覆盖,如仍有少量渗液应及时更换敷料,防止敷料湿透,避免感染。

▰▶为什么有的患者会出现乳糜漏?

因高脂饮食中含有大量长链三酰甘油,经肠道吸收后进入淋巴系统,会促进乳糜液的形成,而且高脂肪类的饮食还会影响淋巴管的愈合,进而加重乳糜漏。

▰▶什么是皮瓣坏死?后果是什么?

乳腺癌手术后皮瓣坏死一般出现在乳房切除手术(包括乳腺癌根治术)之后,是该手术术后常见的并发症之一。皮瓣坏死后内部组织外露,必须通过瘢痕愈合或者手术植皮等手段愈合,由于皮瓣坏死愈合延迟,将影响后续化疗或放疗的进行,即使愈合美观效果也较差。而且,由于瘢痕牵拉使胸部皮肤活动度受限,加之伤口愈合延迟影响患者的上肢功能锻炼,皮瓣坏死的患者上肢功能康复会稍差。长期换药也会影响患者的心情和对抗疾病的信心。因此,皮瓣坏死是术后一定要防止发生的并发症。

▮▮▶ 乳腺癌根治术后为何会发生皮瓣坏死?

乳腺癌根治术(乳房切除术)常须切除较多的皮肤,特别是在肿瘤较大的患者,更须大范围切除肿瘤表面及周围皮肤;加之皮瓣分离的范围较大,皮瓣剥离得过薄或厚薄不均,会使真皮内毛细血管破坏而影响术后皮瓣的血供;或者皮瓣缝合时张力过大,术后伤口积液,也会引起皮瓣的缺血坏死;有时因使用电刀操作不当,造成局部皮肤烧伤或血管凝固性栓塞,也容易导致皮瓣坏死。

▮▮▶ 与皮瓣坏死相关的因素有哪些?

(1)手术相关因素。手术操作熟练的术者皮瓣坏死的发生率会相对低得多。电刀分离皮瓣会有更多的皮瓣坏死发生,而刀片分离皮瓣则很少发生皮瓣坏死。

(2)肿瘤相关因素。肿瘤较大,特别是局部晚期乳腺癌,需要切除较多的皮肤,皮瓣坏死的发生率就会偏高。

(3)患者身体因素或合并症。包括肥胖患者、糖尿病、吸烟、血栓性静脉炎、营养不良等。

(4)术后护理因素。包括包扎过紧、皮瓣下积液、理疗不当等。

▮▮▶ 乳腺癌术后皮瓣坏死的表现有哪些?

皮瓣坏死一般表现为术后 24 小时即见缺血皮瓣苍白或青紫,表面水疱;3~7 天后坏死区域的界限逐步清楚,皮肤逐渐呈黑色硬痂状甚至脱落。

▮▮▶ 乳腺癌术后皮瓣坏死的预防措施有哪些?

(1)手术前合理设计切口,不必过多地切除皮肤;注意皮瓣分离的层面。

(2)避免积液,适当包扎。

(3)术前戒烟。控制血糖、血压至正常范围尤其重要。

(4)一旦发现皮瓣坏死早期征象,应及时与医生沟通,应用肝素或低分子右旋糖酐等可有效缩小皮瓣的坏死面积。

▐▶ 乳腺癌术后皮瓣坏死的治疗措施有哪些?

如果发生皮瓣坏死,在坏死区域界限明显后可将坏死皮瓣去除。如缺损范围直径超过 2cm,可在清创后予以湿敷、换药,常可自行愈合;坏死面积较大者应予以植皮;若坏死面积较大而患者又不愿接受植皮,常使伤口愈合延迟,且以后生长的表皮常呈白色、菲薄,摩擦后易破损。

▐▶ 乳腺癌手术后上肢水肿的原因及治疗方法有哪些?

乳腺癌术后,由于上肢的淋巴及血液回流受阻碍,易引起上肢水肿。上肢水肿的发生率在不同的医院和医生之间差异非常大,研究报道其发生率为2%~37%。单纯乳腺切除手术及单纯放疗很少发生上肢水肿。而腋窝淋巴洁清扫术后,由于切除了腋下淋巴结及全部脂肪组织,影响了上肢的淋巴回流,因此造成肿胀。术后锁骨上、下区及腋区的放射治疗,引起局部水肿和结缔组织增生、纤维化,也会引起水肿。上肢水肿可在术后数天以至数年后出现,肿胀部位往往在上臂,亦可在前臂或手背。一般来说,上肢肿胀的周径与健侧上肢相比,不超过 2cm 的算正常反应,超过 3cm 的可能是术后并发症。

▐▶ 乳腺癌腋窝淋巴结清扫术后上肢水肿的治疗方法是什么?

首先,预防上肢水肿的发生。比如避免不必要的腋窝淋巴结清扫术,大力推广保留腋窝的前哨淋巴结清扫。

腋窝淋巴结清扫后,一定要禁止患侧上肢输血、输液。术后进行规律的上肢功能康复训练,避免上肢进行过重的体力劳动以及避免上肢感染,可以减少上肢水肿的发生。一旦上肢出现水肿,仅能应用对症治疗以减轻水肿。乳腺癌专用的套袖气压治疗仪对于缓解术后上肢水肿非常有效。

▐▶ 乳腺癌根治(腋窝清扫)术后为何会出现肩关节不适感?

在腋窝清扫手术过程中,患侧上肢需要长时间处于外展位。而手术后,为防止皮瓣下积液,患侧上肢需要长时间保持内收功能位。有些情况下,乳腺癌根治术中切断了部分胸肌或者附近组织的神经和血管,导致肌力不协调,因此会出现关节不适感。

▐▶ 怎样应对乳腺癌术后患侧上肢肩关节酸痛?

(1)适当做肩部旋转运动。

(2)微波理疗,每日 2 次,每次 15~20 分钟。

(3)局部按摩,每日 2 次,每次 5~10 分钟。

▐▶ 乳腺癌手术后患者肩背疼痛应该如何治疗?

乳腺癌患者在冷天或阴雨天时,因手术部位受凉,常常出现肩背酸痛加剧的情况。患者应该注意已切除部位的保暖,加强功能锻炼,提高代偿能力。热敷、理疗或按摩都有很好的效果,但是要注意不要造成损伤。

▐▶ 乳腺癌术后进行患侧上肢肩部微波治疗有何意义?

乳腺癌术后患者的患侧上肢血流不畅,同时由于手术的影响,容易引发患侧肩部酸痛。微波治疗产生热量,可增加局部血液循环,促进瘀血吸收,促进患侧上肢肩关节的血液及淋巴循环,改善患侧上肢肩关节的酸痛症状。

▐▶ 乳腺癌术后早期活动有何益处？

乳腺癌术后建议患者早期活动,以利于体能的恢复、增进患者的信心。早期活动有如下好处：

(1)促进全身血液循环,促进胃肠蠕动,增进食欲,提高机体对营养物质的消化、吸收和代谢,为身体健康提供能量。

(2)利于伤口引流,促进伤口愈合。

(3)预防下肢深静脉血栓的发生。

▐▶ 乳腺癌患者术后早期活动有何注意事项？

(1)术后患者初次活动时应注意观察面色、脉搏、呼吸,注意防止"虚脱"。术后身体衰弱的患者不宜早期下床活动,可在床上进行深呼吸和四肢伸展运动。

(2)活动要根据患者的耐受能力适当进行,以不过累为度,时间不要太长,且由专人陪伴。

(3)术后患者身体较虚弱,活动时(特别是到户外活动时)应注意保暖,以防感冒,防止诱发肺部感染。

▐▶ 术后患者出现体温升高属正常现象吗？

手术后 2~3 天患者体温可升高,为手术后吸收热,属正常现象。外科手术后组织损伤,损伤的组织及炎性物质被人体吸收,使体温中枢调节功能失调,进而引起吸收热,也称"外科热",一般无须药物降温处理。指导患者多饮水,一般 3 天后即可恢复正常。

▐▶ 乳腺癌患者术后怎样预防便秘？

乳腺癌术后,由于麻醉药抑制肠蠕动、肠蠕动减慢及活动减少等原因,易造成便秘。可采取以下几种方式预防便秘：

(1)以清淡易消化饮食为主,多吃新鲜蔬菜、水果及高纤维素食物。术后患者除了适当增加玉米、地瓜等杂粮的食用外,可以适当增加含植物油脂的食物,如芝麻、核桃肉、松子仁等,还可在晚上睡前用开水冲服少量麻油,起到润下作用。每日早晨空腹服一杯蜂蜜水,晚间饮一瓶酸奶,均有利于肠胃功能的蠕动。

(2)增加活动量。

(3)进行腹部按摩,以刺激肠蠕动。按摩方法:用食指、中指、无名指在腹部按摩,顺时针方向由升结肠向横结肠、降结肠至乙状结肠做环形重叠按摩。

(4)在医生的指导下适当使用缓泻药。

▓▶ 乳腺癌术后多长时间可以拆线?

医生可根据患者的术式、伤口愈合情况等决定适宜的拆线时间,一般于术后3周间断拆线,第4周全部拆除。

▓▶ 拆线后患者皮肤护理有何注意事项?

拆线待结痂自然脱落后,方可淋浴,勿使用粗糙的浴球,术区皮肤勿用手搓,勤换内衣,保持伤口处皮肤清洁、干燥。

▓▶ 如何预防下肢深静脉血栓?

(1)卧床期间应定时改变体位,一般每1~2小时翻身活动,如果需要腿部垫枕,应该放在小腿部位,而避免在膝下,避免过度屈髋影响血液回流。

(2)卧床期间做适当的下肢活动,如趾、踝、膝关节的伸展运动,锻炼髋关节的抬腿运动,但动作不能过大。

(3)尽早下床活动。

(4)术后尽量避免在下肢进行静脉输液治疗,减少对血管内皮的损伤。

(5)如果站立后下肢有沉重、胀痛等不适,应警惕出现下肢深静脉血栓形成的可能,及时通知医生和护士。

▐▶ 一旦发生下肢深静脉血栓应该怎么办?

下肢深静脉血栓形成治疗护理的关键是阻止血栓继续进展,防止脱落造成肺栓塞。

(1)急性期应绝对卧床休息10~14天,将患侧上肢抬高20°~30°角,以利于静脉回流,减轻水肿。床上活动时避免动作过大。

(2)急性期医生会使用溶栓、抗凝等药物治疗,此时应密切观察患者的呼吸情况。

(3)禁止按摩大腿,以防血栓脱落、发生肺动脉栓塞。

(4)加强日常生活的护理。保持皮肤清洁,经常更换体位,防止压疮发生。

(5)给予高维生素、高蛋白、高热量、低脂饮食,忌辛辣、油腻的食物,以免增加血液黏稠度、加重病情。

(6)每日进行腹部环形按摩,多饮水,养成定时排便的习惯,保持大便畅通,以免便秘使腹压增加,影响下肢静脉回流。

(7)禁止吸烟和远离吸烟环境,防止烟中的尼古丁刺激血管,引起痉挛。

第九章 ◀▮▮

化疗

▮▶ 为什么要全身治疗？

这需要解释乳腺癌"微转移"的概念。乳腺癌微转移癌是指常规临床和影像学方法不能检出的乳腺癌转移灶。在术前检查没发现远处转移的乳腺癌患者中，约有50%体内存在微转移病灶，这种微转移病灶正是未来发生远处转移的根源。手术治疗和放疗只能解决局部病灶，并不能解决全身微转移病灶，所以乳腺癌术后还要进行化疗、内分泌治疗和靶向治疗等全身治疗，目的是最大限度地杀灭微转移灶，降低未来发生远处转移的概率，以最大限度地提高患者的生存率。

▮▶ 乳腺导管原位癌手术后可以不做化疗吗？

乳腺导管原位癌（DCIS）又称为导管内癌，是指肿瘤细胞未侵犯乳腺导管的基底膜，完全存在于导管内，理论上不存在像浸润性癌那样沿血管或淋巴管转移，所以行肿瘤单纯切除术或全乳房切除即可。其中，全乳房切除术是DCIS的根治性治疗手段，术后无须行放化疗。

▮▶ 化疗方案有哪些？

（1）不含曲妥珠单抗方案

首选辅助方案：①TAC（多西他赛/多柔比星/环磷酰胺）方案；②密集AC（多柔比星/环磷酰胺）→密集紫杉醇2周疗方案；③AC（多柔比星/环磷酰胺）→紫杉醇周疗方案；④TC（多西他赛/环磷酰胺）方案；⑤AC（多柔比星/环磷酰胺）方案。

其他辅助方案：①FAC/CAF（氟尿嘧啶/多柔比星/环磷酰胺）方案；②FEC/CEF（环磷酰胺/表柔比星/氟尿嘧啶）方案；③CMF（环磷酰胺/甲氨蝶呤/氟尿嘧啶）方案；④AC→多西他赛3周疗方案；⑤EC（表柔比星/环磷酰胺）方案；⑥A→T→C（多柔比星序贯紫杉醇序贯环磷酰胺），每2周方案；⑦FEC→T（氟尿嘧啶/表柔比星/环磷酰胺序贯多西他赛）方案；⑧FEC（氟尿嘧啶/表柔比星/环磷酰胺）→紫杉醇周疗方案。

新辅助方案：①TAC(多西他赛/多柔比星/环磷酰胺)方案；②AC→多西他赛方案；③AT(多柔比星/多西他赛)方案；④TCb(多西他赛/卡铂)方案。

(2)含曲妥珠单抗方案

首选辅助方案：①AC→T+曲妥珠单抗±帕妥珠单抗(多柔比星/环磷酰胺序贯紫杉醇+曲妥珠单抗±帕妥珠单抗)方案；②TCbHP(多西他赛、卡铂、曲妥珠单抗、帕妥珠单抗)方案。

其他辅助方案：①多西他赛+曲妥珠单抗±帕妥珠单抗→FEC(氟尿嘧啶/表柔比星/环磷酰胺)化疗→曲妥珠单抗±帕妥珠单抗方案；②AC→多西他赛+曲妥珠单抗±帕妥珠单抗方案。

新辅助方案：①TCbHP(多西他赛/白蛋白紫杉醇/紫杉醇+卡铂+曲妥珠单抗+帕妥珠单抗)方案；②THP(多西他赛/白蛋白紫杉醇/紫杉醇+曲妥珠单抗+帕妥珠单抗)方案；③AC→T+曲妥珠单抗+帕妥珠单抗(多柔比星/环磷酰胺序贯多西他赛+白蛋白紫杉醇/紫杉醇+曲妥珠单抗+帕妥珠单抗)方案。

抗癌药物的选择、剂量、应用及相关毒性的处理很复杂。由于意料之中的毒性反应、个体差异、既往治疗和并发症的存在，有必要改变用药剂量、方案及启用支持治疗。

▍▶ 什么样的患者不用化疗?

根据我国乳腺癌治疗指南，以下情况患者可以无须化疗，或者说患者从化疗中无明显受益：

(1)乳房肿块病理证实确为导管原位癌(导管内癌，真正早期的乳腺癌)。

(2)浸润性乳腺癌，肿瘤<0.5cm，且无淋巴结转移。

(3)浸润性乳腺癌，肿瘤在 0.6~1cm，且 ER(+)和(或)PR(+)，且病理报告上肿瘤无脉管癌栓、肿瘤为高分化、组织学分级为Ⅰ级者。

(4)ER(+)和(或)PR(+)患者中预防较好、年龄≥60 岁者，可优先考虑内分泌治疗,加用化疗的益处较小。

(5)ER(+)患者中 70 岁以上者,可建议内分泌治疗,没有证据显示化疗对 70 岁以上患者有益处。

但临床上符合以上情况的乳腺癌比例不到 10%, 所以大部分乳腺癌患者都是需要化疗的。

▮▶ 什么是联合化疗?

联合化疗是指为了提高化疗效果, 选择作用机制不同的药物联合起来代替单一的药物治疗,使治疗效果明显提高。合理选用数种药物联合化疗的效果明显优于单一药物治疗,但联合用药应遵循以下原则:

(1)其中每种药物在单用时必须有效。

(2)几种药物分别作用于癌细胞分裂增殖过程中的不同时相。

(3)要选用毒性类型不同的药物,使几种毒性不重叠累加。

(4)选用经临床较长期应用且已研究证实有效的方案。

▮▶ 医生是怎么制订化疗方案的?

临床上医生会根据患者的病理报告和年龄确定患者是否需要化疗;再根据患者的肿瘤大小、腋淋巴结转移的多少及 ER、PR、Her-2 情况,参照抗癌协会颁布的治疗指南为患者制订个体化的化疗方案。当同时有几种化疗方案都适合患者时, 医生会根据其临床经验来选择对患者不良反应最小的方案。

▮▶ 什么是术前化疗?

术前化疗是指在实行局部治疗之前应用的全身性化疗,也称新辅助化疗、诱导化疗或初始化疗。其目的是通过化疗使肿瘤缩小,便于切除。尤其对一些不可切除的肿

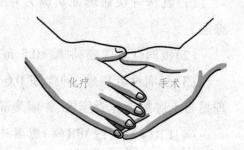

化疗　　手术

瘤,经化疗后变为可切除,对肿块较大的、可手术的乳腺癌,通过化疗使肿瘤缩小,降低其临床分期,使更多的患者获得保乳治疗的机会。目前,新辅助化疗已成为局部晚期乳腺癌治疗的标准方案之一。

▮▶ 术前化疗会耽误治疗吗?

术前化疗最大的好处是可以更早地对微小转移灶加以控制,以降低发生全身性转移的概率。经动物研究已证实,乳腺癌原发病灶切除后会促使转移灶加速增长,其增速可高达数十倍,而且此高速旺盛生长的细胞不但其癌细胞的数量增加,不稳定性也加重,癌细胞在增殖过程中可以发生突变,进而产生新的耐药性,影响化疗对癌细胞的杀伤性,而当患者术后休养生息之际,也就存在着潜伏的亚临床转移灶伺机"骚动",大量增殖,有可能影响患者从化疗中获益的程度。

▮▶ 化疗当日患者应做哪些准备?

(1)了解将使用的化疗药品的不良反应和特点,可以配合做瑜伽、听音乐等形式放松神经,消除或减少紧张情绪。

(2)化疗日早晨进高热量、高蛋白、易消化饮食。饮食注意菜肴的色香味调配,保证足够的蛋白质摄入量,多食水果、蔬菜,少吃油煎食物,注意饮食搭配。

(3)化疗前保证充足的睡眠,睡眠时间不少于 8 小时。

▮▶ 化疗期间应如何合理安排生活?

(1)保持心情舒畅。这是康复的前提,也是战胜癌症的精神支柱。其能使患者的免疫系统更好地运转,使药物更好地发挥作用。乳腺癌患者要正确认识、对待癌症,尽快消除恐惧、抑郁等不健康的情绪。

(2)积极配合治疗。要了解医生的治疗方案,主动配合,及时反映化疗中的反应,使医生掌握病情变化,适时调整治疗方案和用药剂量,以达到最佳疗效。

(3)重新调整生活规律。患者在生病后,无论生理、心理都发生了很大的变化,要重新建立生活规律,保证充分的睡眠,最好达到每日 7~8 小时,中午适当休息 1 小时左右。

(4)适当加强营养,做到均衡膳食。

(5)养成良好的卫生习惯,勤换内衣,注意口腔及会阴部卫生,预防感染。

(6)坚持锻炼,根据自己的病情选择适当的锻炼项目,循序渐进,持之以恒,使锻炼成为最大的乐趣。

▮▶ 化疗常见的不良反应有哪些?

(1)过敏反应。化疗药物的过敏反应发生率为5%,常见药物有紫杉醇类。表现为胸前区或后背部的风团、荨麻疹、红斑,以及全身反应为颜面发红、低血压、胸闷、眩晕、寒战、焦虑等,严重者出现过敏性休克,甚至死亡。

(2)消化道反应。几乎每种化疗药物都有不同程度的消化道反应,包括恶心、呕吐、厌食、腹泻、便秘等。恶心、呕吐反应以顺铂最明显,抗代谢类药物如氟尿嘧啶可引起腹泻,紫杉醇类、长春碱类药可引起便秘。

(3)骨髓抑制。多数化疗药都会引起骨髓抑制。骨髓抑制的最初表现以白细胞(特别是粒细胞)下降最为多见,也有些药物主要引起血小板减少,如蒽环类、紫杉醇类等。

(4)肝毒性。大多数化疗药经肝代谢,如环磷酰胺(CTX)、表柔比星(EPI)等可引起不同程度的肝损伤。

(5)肾毒性。顺铂(DDP)、甲氨蝶呤(MTX)、氟尿嘧啶(5-Fu)可造成不同程度的肾损害。环磷酰胺可造成出血性膀胱炎。

(6)心脏毒性。蒽环类药物(如表柔比星等)、甲氨蝶呤、卡培他滨等可出现心脏毒性,表现为心电图改变、心律失常、心力衰竭等。

(7)神经系统毒性。包括周围神经损伤和脑功能障碍,以周围神经损伤较常见。表现为指(趾)端麻木、反射消失、感觉异常、便秘、麻痹性肠梗阻等,停药后可自行恢复。脑功能障碍以甲氨蝶呤、氟尿嘧啶等常见。

(8)脱发。化疗药物会损伤毛囊,导致毛囊内增殖较快的细胞死亡,引起不同程度的脱发,其中以蒽环类药物、紫杉醇类及环磷酰胺最明显。

(9)发热。发热伴有白细胞减少及感染,是药物毒性的早期表现。发热是药物急性全身反应的一部分,而与白细胞无关。多西他赛最容易引起高热,常伴有寒战,一般在用药后4~8天出现,通常为自限性毒性。如果出现持续高热,则有生命危险,应及时和医生联系。

(10)色素沉着和皮炎。环磷酰胺、多柔比星、氟尿嘧啶、卡培他滨等容易引起色素沉着和皮炎。环磷酰胺可引起甲床色素沉着和指甲变形,氟尿嘧啶可引起全身性皮肤色素加重和注射部位血管外皮肤色素明显加重或见红斑。

(11)免疫系统毒性。乳腺癌患者化疗后都存在着不同程度的免疫功能低下。患者易发生细菌、真菌或病毒感染。

(12)生殖系统毒性。化疗可引起月经减少,甚至出现闭经、白带增多、阴道出血等。

(13)眼部损害。他莫昔芬、顺铂等可引起结膜炎、角膜炎、视神经炎、一过性失明、畏光、视力减退等眼部损害。

(14)听神经损害。顺铂、卡铂可对听神经造成损害,导致耳鸣、耳聋及头晕,严重者会出现不可逆的高频听力丧失。

(15)药源性疼痛。使用紫杉醇后易出现药源性疼痛,表现为全身或下肢肌肉、关节的酸痛。

(16)继发肿瘤。一些肿瘤患者在化疗后获得长期生存或长期缓解,却又发生第二次肿瘤。与化疗有关的继发肿瘤主要是急性非淋巴细胞性白血病。

(17)局部不良反应。局部不良反应包括局部刺激作用和静脉炎。许多化疗药物都有局部刺激作用,会对血管造成损害,如多柔比星、长春瑞滨等,若漏到血管外可引起组织坏死。

▐▶ 如何应对化疗中的呕吐？

（1）多补充水分。可频繁少量饮水，但须注意无论进餐还是喝水都不要太快，进餐前后 1 小时尽量不要喝水。

（2）少量多餐。进餐后休息至少 2 小时，但不要平卧。多采用清淡饮食，减少食用脂肪、油炸类食物。可饮用冷的、清爽的、含糖量低的果汁，如苹果汁或葡萄汁等。

（3）避免同时摄入冷、热食物，否则容易因刺激产生呕吐，试着口含蜜饯、甘草或姜片以减少恶心的发生。

（4）适当进行体力活动，试着采取想象、听音乐、与人交流等方式分散注意力，放松心情。

（5）保持房间清净整齐，尽量避免不喜欢的气味，如烹调味、烟味等。

▐▶ 何谓骨髓抑制？

骨髓抑制是化疗药物所致最常见也是最严重的毒性反应，是指骨髓中的血细胞前体的活性下降。血液里的血细胞寿命短，白细胞的自然寿命仅为 3 天，因此，血细胞需要骨髓释放新的细胞不断进行补充。红细胞和白细胞都源于骨髓中的干细胞，为了达到及时补充血细胞的目的，作为血细胞前体的干细胞必须快速分裂。放化疗及许多其他抗肿瘤治疗方法都是针对快速分裂的细胞，因而常常导致正常骨髓细胞受抑制，使患者外周血白细胞、血小板明显下降，严重者可引发致死性感染出血，并限制化疗的进展，直接影响预后，因此，对化疗过程中出现的骨髓抑制应予以积极处理。

▐▶ 化疗后血象怎样变化？如何监测？

一般认为，白细胞的减少通常开始于化疗停药后 1 周，停药 10~14 天时达到最低点，2~3 天后缓慢回升，至第 21~28 天恢复正常。血小板降低比白细胞降低出现得稍晚，在 2 周左右迅速下降到最低值，在谷底停留较短的时间即迅速回升,呈 V 形。红细胞下降出现的时间更晚。为检测骨髓抑制的发生,患者在化疗期间应定期查血常规,每周 1~2 次,当白细胞低于 $3.0 \times 10^9/L$、血小板低于 $80 \times 10^9/L$ 时应暂停化疗。

白细胞减少有何表现？

白细胞由粒细胞、淋巴细胞、单核细胞等组成。一般所说的白细胞减少主要是指粒细胞减少。白细胞低下容易使患者发生各种感染,细菌很可能在机体完全或基本丧失抵抗力的状态下迅速扩散,甚至进入血液引发败血症,严重威胁患者的生命。白细胞减少最常见的临床表现就是发热。

患者在白细胞减少期间如何预防感染？

(1)注意休息,尤其注意保暖,避免感冒。

(2)多饮水,特别是多饮用含有维生素 C 的果汁,同时注意加强饮食营养,增加蛋白质的摄入量,增加机体抵抗力。

(3)保证充足的睡眠,进行适当的室内和室外锻炼。

(4)如果身上出现伤口,要及时进行消毒处理,避免全身感染。

(5)注意饮食卫生,餐具应进行消毒。

(6)当白细胞降至 $2.0 \times 10^9/L$ 以下时,遵医嘱采取升白细胞药物治疗。当白细胞降至 $1.0 \times 10^9/L$ 以下时,患者须住隔离病房,采取保护性隔离。

(7)注意保持居住环境的清洁和通风,并保持床褥、衣裤干净整洁。

(8)家属应注意更换干净的衣、裤、鞋,并戴口罩,若陪伴者存在呼吸道感染,则应避免与患者接触。

(9)要注意监测体温变化,以便早期发现感染。

血小板减少时有何表现？

血小板的功能主要是促进止血和加速凝血,同时还有维护毛细血管壁完整性的功能。血小板的数量、质量异常可引起出血性疾病。当血小板减少时容易引发出血,表现为牙龈出血、鼻出血、皮肤瘀斑等,严重时可引起内脏器官的出血。血小板计数低于 $50×10^9/L$ 时即有出血危险,应严密观察病情变化,密切注意有无出血倾向;低于 $30×10^9/L$ 时,则出血危险明显增加;低于 $10×10^9/L$ 时,易发生危及生命的颅内出血、胃肠道大出血和呼吸道出血。

▎▶ 患者在血小板降低期间应该如何进行防护?

(1)动作要缓慢,避免剧烈活动及碰伤,保护皮肤的完整性,必要时绝对卧床。

(2)禁止掏鼻、挖耳等行为,用电动剃须刀剃胡须时,应避免挤压鼻子。用柔软的牙刷刷牙,也可以用漱口水漱口,以防牙龈出血。

(3)进软食,避免粗硬食物,温度不宜过高,有出血倾向的患者应给予无渣半流质饮食,有胃肠道出血的患者应禁食。

(4)静脉穿刺时应用留置针,尽量避免肌肉注射,拔针后加长按压静脉穿刺部位或注射点 5~10 分钟。

(5)密切观察大小便的颜色,如果出现异常颜色应该留取标本,并及时通知医生。

(6)经常检查皮肤、牙龈有无出血,如有异常应及时告知医生。

(7)月经期要密切注意月经量。

(8)若出现视物模糊、头疼、头晕、呼吸急促、喷射性呕吐甚至昏迷,则提示有颅内出血的可能,应马上报告给医生,及时给予抢救。

(9)发生鼻出血应谨慎处理、及时就医,不能马虎大意。

(10)当血小板降至 $15×10^9/L$ 时,可行药物治疗,必要时须静脉输入血小板。

▎▶ 临床上如何治疗白细胞减少骨髓抑制?

治疗骨髓抑制的药物包括基因重组人粒细胞集落刺激因子(G-CSF,商品名如菲格司亭、吉粒芬、瑞白等)、基因重组人粒细胞巨噬细胞集落刺激因子(GM-CSF,商品名如特尔粒)。严重骨髓抑制可能导致感染、出血及重度贫血,必要时应考虑给予成分输血。

▐▶ 治疗骨髓抑制的药物会产生哪些不良反应? 如何处理?

用药后的患者因药物刺激骨髓造血系统,可能在当天或次日出现肌肉、骨关节酸痛不适等反应,有时伴有低热,持续3~4天。若疼痛影响睡眠,可致机体免疫力下降,应进行止痛处理,不要害怕成瘾。如为轻度、中度肌肉、关节痛,首选吲哚美辛,中至重度疼痛可选用奥施康定、氨酚待因、控释吗啡等。同时,患者应多卧床休息,减少不必要的活动,并给予高蛋白、高维生素、高铁食物,增加肝类、蛋黄、肉类、豆类、绿叶蔬菜、水果的摄入,以补充造血原料。

▐▶ 化疗期间如何预防口腔溃疡?

(1)养成餐前、餐后刷牙的习惯,使用软毛牙刷并经常用盐水漱口,以控制细菌繁衍。

(2)避免食用刺激性较强或粗糙生硬的食物,食物的温度要适当,进食要细嚼慢咽。

(3)戒烟戒酒。

(4)告知患者在化疗7天后,经常注意口腔内的变化,如有牙龈肿胀或者疼痛,要及时告诉医生。

(5)对已发生的口腔溃疡,可用生理盐水500mL、利多卡因2mL、甲硝唑0.4g、庆大霉素注射16万单位配制成溶液,餐前餐后漱口,可达到消炎止痛的效果。

▐▶ 化疗期间患者出现便秘该如何应对?

(1)在体力允许的情况下,适当运动。

(2)顺时针方向轻轻地按摩腹部。

(3)调节饮食。睡前可口服蜂蜜水,晨起空腹喝一杯温水。日间多饮水果及果汁类饮料,多食用一些水果及蔬菜。

(4)养成按时排便的习惯。

(5)必要时选用缓泻药。

▶ 化疗期间该如何应对腹泻?

(1)多饮水,最好是果汁类饮料,以补充体内失去的钾,还可以进食富含钾的食物,如香蕉、橘子、土豆、桃、杏等,以避免体内缺钾所造成的全身无力、疲乏等不适,及时补充丢失的水分和营养。腹泻严重时,需要静脉输液。

(2)采取无刺激、少纤维的饮食,少量多餐,腹泻严重的时候在医生的指导下进食流质,在症状缓解后,可以逐渐增加纤维食品,以利于肠道功能恢复。

(3)不要食用牛奶以及乳制品,防止腹胀。

(4)注意排便的次数以及颜色,如发现异常,要留取标本并及时通知医生。

▶ 化疗期间出现脱发该如何应对?

化疗导致的脱发通常发生在治疗后 2~3 周,甚至 2 次治疗之后才开始逐渐或成片脱落,残存的毛发也变得干燥无光。毛发脱落可发生在身体的各个部位,头、脸、手臂、腿部、腋窝和阴部的毛发都会受到影响。在治疗停止后毛发常可再生。此时要对头发进行正确的护理:

(1)使用性质温和的洗发液。

(2)使用质地较软的梳子。在整理头发时,动作要轻柔。

(3)如果必须用吹风机,最好使用低温挡。

(4)不要烫发。

(5)不要染发。

(6)剪短发。短发不但使头发看上去浓密一点儿,而且发生脱落时也容易处理。

(7)使用防晒霜,戴帽子、围巾或者假发来保护头皮免受太阳辐射,也可以起到一定的装饰作用。

蒽环类药物主要的不良反应有哪些?

(1)骨髓抑制。使用本药 10 天左右可能出现明显的骨髓抑制,故不管是不是血液疾病都应该检测血常规。

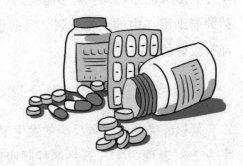

(2)心脏毒性。可表现为心动过缓,包括室上性心动过缓和心电图改变。QRS 波群降低是心脏较为特异的表现。建议常规检测心电图。累积剂量超过 450~500mg/m² 时发生不可逆性心力衰竭的危险性将大大增加。严重的心力衰竭也可能突然发生,而预先无心电图改变。严重器质性心脏病和心动能异常者禁用。

(3)其他。如胃肠道反应、肝肾功能异常、脱发等。

蒽环类药物化疗时的注意事项有哪些?

(1)该类药物(如多柔比星)对血管刺激性强,经静脉给药时如出现外渗会造成严重的损伤甚至坏死。小静脉注射或反复注射同一血管会造成静脉硬化。建议采取中心静脉输入,如经外周静脉置入中心静脉导管(PICC)等。

(2)经外周静脉输注时,建议先注入生理盐水,输液管道通畅后再给药。给药后,用生理盐水冲洗静脉血管。

(3)该类药物化疗后,尿液可呈红色,尤其是注射后第一次排尿,要提前告知患者,避免其产生恐惧心理,并嘱其多饮水,以促进代谢产物排出。

▣▶ 紫杉醇类药物的作用机制是什么?

紫杉醇类药物的作用机制是干扰细胞微管的分解。微管是细胞有丝分裂形成的蛋白质。紫杉醇类药物通过干扰微管的正常循环抑制,包括肿瘤细胞在内的细胞分裂。目前已知紫杉醇类药物对很多肿瘤细胞都有较好的抑制作用。

▣▶ 紫杉醇类药物的过敏反应有何表现? 怎样处理?

紫杉醇类药物过敏反应的发生率为39%,其中严重过敏反应的发生率为2%,表现为支气管痉挛性呼吸困难、荨麻疹、低血压,严重者出现过敏休克,甚至死亡。几乎所有的反应都发生在服药后最初的10分钟。

出现过敏反应时的抢救治疗步骤如下:

(1)立即停药,临床抢救跟进。

(2)氧气吸入。

(3)行过敏性休克治疗。0.1%肾上腺素0.2~1mg静脉注射,地塞米松10mg静脉注射,多巴胺、间羟胺10~60mg静脉滴注,必要时加尼可刹米0.375g,根据情况可重复使用,若出现全身发痒,则给予异丙嗪50mg肌内注射。

(4)严密观察患者72小时。

▣▶ 紫杉醇类药物如何进行过敏反应的预处理?

紫杉醇类药物包括紫杉醇(泰素)和多西他赛(泰素帝)等,此类药物易出现过敏反应,严重时可致过敏性休克,所以,对此类药物或食物有过敏史的患者,一定要向医生说明情况,并配合医生按时服用抗过敏药物,常用预防的措施如下:

(1)输注前按医嘱使用脱敏药物,给药前12小时和6小时口服地塞米松抗过敏,给药前30分钟给予止吐药(如恩丹西酮等)、抗过敏药和抗组胺药(如苯海拉明、西咪替丁)。

(2)输注时采用一次性非聚氯乙烯材料的输液瓶和输液管。

(3)输注时给予心电监护,测量血压、脉搏、呼吸。嘱咐患者在输注过程中若有不适,须及时告诉医护人员,在输入药物 10 分钟后,缓慢滴注(每分钟 10~20 滴),如无不适反应,10 分钟后将滴速调至每分钟 35~45 滴。输注结束时,观察有无异常反应再拔针,若有不适,要及时联系医务人员做必要的处理。

▶▶ 顺铂化疗时的注意事项有哪些?

(1)顺铂输注过程中要避光,输注速度不宜过快,一般每分钟 40~50 滴。

(2)顺铂的肾毒性较大,要多饮水,保证尿量在每日 1500mL 以上,促使代谢产物尽快排出体外,以减少对肾脏的毒性。如尿量明显不足,可静脉输液。

▶▶ 卡培他滨的常见反应是什么? 如何处理?

(1)胃部不适。可逆性胃肠道反应为最常见的不良反应,如腹泻、恶心、呕吐、腹痛等,可口服甲氧氯普胺注射液等。

(2)手足综合征。几乎有 50%使用本药的患者会发生手足综合征,主要表现为手足麻木、感觉迟钝、感觉异常、麻刺感、皮肤肿胀或红斑、脱屑、水疱或严重的疼。当出现脱屑时勿用手去撕脱,避免刺激,同时可口服大剂量维生素 B_6 辅助治疗,每次 100mg,每日 3 次。

(3)骨髓抑制。少见中性粒细胞减少,极少见贫血,嘱患者要定期检查血常规。当白细胞降低到 $4.0×10^9$/L 时,遵医嘱用药。

▶▶ 手足综合征是如何分级的?

手足综合征(HFS)目前有多种分级方法,其中以美国国立癌症研究所(NCI)的分级标准较为常用,该分级将手足综合征分为 3 级:1 级为轻微的皮肤改变或皮炎伴感觉异常, 但不影响日常活动;2 级为皮肤改变同 1 级,并伴疼痛,轻度影响日常活动,皮肤表面完整;3 级为溃疡性皮炎或皮肤改变伴剧烈疼痛,严重影响日常生活,具有明显的组织破坏,如脱屑、水疱、出血、水肿等。

▮▶ 长春瑞滨常见的不良反应有哪些?

长春瑞滨常见的不良反应有粒细胞减少、末梢神经炎、疼痛发热、乏力、恶心、呕吐、便秘,严重时出现麻痹性肠梗阻等。进行长春瑞滨化疗后,应特别注意观察排便的次数,如出现便秘要及时报告给医生,给予相应的处理,以防止出现麻痹性肠梗阻。

▮▶ 患者化疗当日的最佳早餐时间为何时?

建议化疗前 2~3 小时进餐完毕。因为胃的排空时间通常为 3~4 小时,进早餐后主张下床活动,有利于胃肠道的活动和排空、减轻化疗后的胃肠道反应。

▮▶ 化疗期间患者为何仍要正常进餐?

人体的胃在空腹的情况下依然会分泌胃酸, 如果因担心化疗引起的恶心、呕吐等不良反应而不定时、不定量进餐,分泌的胃酸可能会刺激胃黏膜,加重化疗药物引起的恶心、呕吐。

▮▶ 为何患者化疗后要多喝水?

因为大多数化疗药物进入人体,由肾脏排出,有可能损害肾脏,出现血中尿素和肌酐升高。因此,化疗期间不仅需要按时补液,同时要增加患者的饮水量,以加快其体内药物及代谢产物的排出,减轻对肾脏的损害。一般来说,每天的饮水量至少需要 2500mL,大剂量药物化疗时,每天饮水量应>5000mL。

▮▶ 紫杉醇类药物需要的特殊注意事项是什么?

地塞米松有升高白细胞的作用, 所以患者一定要在服用地塞米松之前验好血,明确白细胞数量合格、可以化疗了,才开始服用地塞米松。另外,地塞米松有升高血糖的作用,有些糖尿病的乳腺癌患者自测血糖会发现血糖较平常明显增高。这种情况一般无须特别处理,停用地塞米松后血糖自然恢复到平时的水平。但有严重糖尿病的患者还须注意及时监测血糖,做好必要的降糖处理。

▎▶ 化疗期间的生活注意事项有哪些?

很多患者回家后不知道如何更好地度过化疗期间的几个星期,不知道如何做才能预防和处理化疗后的不良反应,这里有几点可以参考:

(1)预防感染。化疗后体内白细胞数量减少,则身体免疫力会降低,容易诱发感冒等感染情况,所以化疗期间在生活中应该勤洗澡,适当锻炼;外出时须戴口罩;减少访客,远离感染源;注意定期监测血常规的变化,尤其在白细胞降至最低时(化疗后第 10~14 天)要监测体温。

(2)减轻恶心、腹泻或便秘。化疗后 1 周内会出现胃部不适及胃肠道紊乱。在饮食上宜少食多餐;吃东西时速度要慢;也不要吃太热的食物。应该多喝水,不吃辛辣的东西,多吃无刺激性食物。为了避免出现便秘,应该多吃高纤维素食物,如加粗粮的食品、水果、蔬菜等。

(3)加强护理口腔溃疡。进行适当的口腔护理、保持口腔清洁可以预防化疗后的口腔溃疡。每次饭后记得刷牙,并且使用柔软的牙刷认真刷牙,防止食物残渣滞留,刷牙后可用淡盐水或淡苏打水漱口。

(4)适当运动改善乏力。化疗的患者普遍有乏力感和疲劳感,这和化疗药物的毒性代谢产物、不良反应对精力的消耗、白细胞低都有关系。充足的睡眠和及时休息是患者最常采用的处理方法,但是这种乏力感和疲劳感仍然可能无法缓解。化疗期间适当地运动可以有效帮助克服乏力,如散步、登楼梯等。睡前做一些能使自己放松的事情,如泡澡或读书等,则能促进睡眠。

▐▶ 化疗期间须忌口吗？

乳腺癌患者化疗期间不必"忌口"。乳腺癌化疗患者常会产生焦虑、抑郁、悲观、失望等异常情绪，均可影响食欲，而化疗本身也会导致患者恶心、呕吐、腹泻及食欲下降，从而共同造成其营养缺乏。化疗对机体是有相当大的杀伤性的，营养和休息最为重要。首先是患者及家属要调整心态，明白乳腺癌经过手术和化疗预后较好，并非不治之症，一定要积极配合治疗。每位患者都会问"饮食上应该注意什么、有什么需要忌口"的问题，而西医在治疗乳腺癌上是完全没有"忌口"一说的，只是建议避免使用保健品及含大量雌激素的蜂王浆、蜂胶等。盲目进补和盲目忌口都是不正当的饮食行为，会导致严重的营养失衡，对身体不利。在化疗期间必须保证摄入足够的蛋白质和热量，大量喝水。此外，还应多吃水果、蔬菜和谷类以便获取足够的维生素。蛋白质是建造肌肉、骨骼、皮肤及血液不可缺少的成分，它还能促进伤口愈合和帮助身体抵抗感染。富含蛋白质的食物有酸奶、鸡蛋、鱼、瘦肉和花生酱等。冰激凌、黄油富含高热量，可以适当食用。食物要尽量多样化，才能有均衡的营养供应，才能尽快恢复健康。不过，在化疗前复查肝肾功能的前一天，饮食可清淡一些，以免油腻的高蛋白饮食影响第二天肝功能的检测结果。

▐▶ 糖尿病患者化疗期间的注意事项有哪些？

糖尿病患者化疗期间须注意血糖突然升高，究其原因可能有以下几条：

(1)乳腺癌患者常用化疗药物会引起血糖升高。环磷酰胺、阿霉素及紫杉醇类是最常见的引起血糖异常升高、诱发或加重糖尿病的细胞毒性药物。因为化疗药物可以损害胰腺，造成胰岛功能降低和体内胰岛素的合成及分泌的减少，引起血糖升高。

(2)地塞米松会升高血糖。地塞米松是化疗中常用的辅助药物之一。止吐治疗中会常规使用地塞米松。而在预防紫杉醇类药物过敏反应和水钠潴留的不良反应时,也会使用较大剂量的地塞米松。地塞米松本身就可以导致血糖升高,此作用大多可逆,停药后就会好转。

(3)肝肾功能异常和电解质紊乱。化疗药物对肝肾功能有不同程度的损害,而肝肾功能受损都会影响糖代谢。电解质紊乱中的低钾也可以加重糖耐量异常。

(4)升白针诱发糖尿病。化疗过程中如果白细胞减少,会使用升白针支持治疗。国外有报道,化疗中使用升白针会诱发糖尿病,但具体的机制不是很清楚,临床上也很少见。

因此,对糖尿病患者来说,化疗期间应密切观察血糖,及早采取必要的预防保护措施,及时补充胰岛素,加强支持治疗,预防糖尿病突然加重所带来的相关并发症。

▶ 长期化疗患者可选择的输液途径有哪些?

乳腺癌术后的化疗途径首选中心静脉置管,可选择的输液途径主要有经外周静脉置入中心静脉导管(PICC)、输液港和锁骨下静脉置管。

▶ 何谓化学性静脉炎?

化学性静脉炎是静脉输注化疗药物中最常见的并发症。化学性静脉炎首先是局部不适或有轻微疼痛,进而局部组织发红、肿胀、热、疼痛,并沿静脉走向出现条索状红线,按之可触及条索状硬结,严重者穿刺处有脓液,伴有畏寒、发热等全身症状。

▶ 如何预防化学性静脉炎的发生?

(1)选择粗、直的血管,交替使用。

(2)输液过程中出现穿刺部位疼痛时要立即告诉护士。

(3)尽量不要提着输液瓶如厕,输入化疗药物时减少穿刺侧肢体的活动。

(4)经外周静脉化疗后不要用热水清洗穿刺部位。

（5）局部外敷如意金黄散、喜疗妥等药物可减轻静脉炎反应。

（6）一旦出现药物外渗，应立即就医，可行封闭治疗。

（7）输注强刺激性化疗药物，如去甲长春碱、表柔比星等药物时，建议行中心静脉置管。

▶ 化疗时局部血管如何选择及保护？

如选择外周静脉疗法，应选择前臂最容易穿刺的大静脉，切勿在靠近肌腱、韧带、关节等处的静脉注药，以防造成局部损伤。

曾做过放疗的肢体、有动静脉瘘的肢体、乳腺手术后患侧肢体、淋巴水肿等部位不宜实施静脉穿刺。应避免在 24 小时内被穿刺过的静脉穿刺点的下方重新穿刺，以免药物从前一次穿刺点外渗。穿刺成功后要保留针头并固定稳妥，避免脱出。如果外周静脉选取有困难，要行深静脉插管给药。

强刺激药物在给药过程中，要先经静脉输入生理盐水，确认输液管道通畅后，再给予化疗药物，一旦发生药物外渗，必须立即停止输液，按化疗药物外渗处理。输注化疗药物完毕后，应再次输入生理盐水（或葡萄糖液），充分冲管后方可拔针。此外，还可给予局部硫酸镁湿敷或如意金黄散外敷，以达到保护静脉的作用。

▶ 强刺激化疗药物输注时出现液体不滴该如何处理？

因化疗药物刺激引起血管痉挛导致液体不滴时，切勿擅自挤压输液器查看回血，应关闭水止暂停化疗药物的输入，并通知护士，护士会更换输液器并输入生理盐水，当确认输液管道液体恢复正常滴速后，再输入化疗药物。

▶ 怎样处理化学性静脉炎？

如发生化学性静脉炎，应尽早处理。可以对输液侧肢体沿血管走行进行硫酸镁冷敷或如意金黄散外敷，必要时进行冷敷、按摩、理疗等以减轻化学性静脉炎、恢复血管的弹性。

化疗药物外渗该怎样处理？

若出现药物外渗，应立即关闭水止。一般刺激性药物出现外渗后，可拔除针头，局部采取 33%硫酸镁溶液湿敷。根据外渗药物的性质应在 12~24 小时内局部给予冷敷或热敷。抬高患侧上肢 48~72 小时以促进外渗药物吸收。如局部组织持续恶化，以致发生溃疡或疼痛未能缓解，须及时通知医生考虑外科治疗。

何谓 PICC？

PICC 是一种经外周静脉插至中心静脉的导管，是从外周静脉进行穿刺、将导管送达靠近心脏的上腔静脉。PICC 置管首选贵要静脉，次选肘正中静脉，最后选头静脉。利用 PICC 可以将药物输注在血流量大、流速快的中心静脉中，避免患者因长期输液或输注高渗性、有刺激性药物对血管的损害，减轻因反复穿刺给患者带来的痛苦，常应用于化疗患者。

PICC 在化疗中有何优越性？

PICC 可留置使用 6 个月至 1 年，不仅可以减轻患者因反复静脉穿刺而带来的痛苦，更重要的是可以避免化疗药物对外周静脉的破坏和局部组织的刺激，保证化疗过程顺利完成，明显降低并发症的发生，有效提高患者的生活质量。

PICC 置管前的注意事项是什么？

PICC 放置前，护士会对患者做详细的介绍和宣传教育。一般来说，PICC 是一种极柔软的高弹亲水性膜导管，置管过程简便安全，而且组织有相容性，长期放置在静脉中较少出现不良反应。但置管后临床还是会出现一些情况，需要对症处理。

置管当天穿刺点很容易出血,为避免这种情况的发生,护士会在穿刺点放置沙球或棉球进行压迫,而患者应立刻压迫穿刺点 10~15 分钟,并且在 3 天内尽量减少屈肘运动。

置管一周内,因为静脉管腔相对变细,血流速度减慢,导管造成异物刺激,加上患者情绪紧张、血管反应性收缩痉挛,易造成上肢水肿,严重时可出现穿刺点以上沿静脉走向发红、疼痛,产生静脉炎。可以在 PICC 置管后预防性用 50~60℃湿毛巾热敷于穿刺点上方近心端 2~20cm 区域内,维持热敷温度,每天 3 次,每次 30 分钟,坚持 5~7 天。如果还是感到上肢手臂肿胀,患者可以进行手掌的屈伸运动,即握拳、松拳、再握拳,连续做此动作数次,或抬高置管的手臂,促进血液回流,减轻上肢的肿胀。如果沿置管的静脉出现线状发红、肿胀、疼痛等炎症表现,则局部可以用如意金黄散调醋或多磺酸黏多糖乳膏(喜疗妥软膏)涂敷于穿刺点上方,直至炎症消失。

护士会在置管术后 24~72 小时内给患者更换贴膜。如果穿刺点无异常,患者只需要每周一次到医院的 PICC 维护点进行更换接头、冲管清洗和更换贴膜。在家期间如果有不适,则应及时到医院就诊。

▰▶ PICC 置管后患者在家应该注意什么?

一般情况下,PICC 可以在体内放置一年左右的时间,而乳腺癌患者的放置时间通常为化疗所需的 4~6 个月。在此期间需要做好各方面的保养工作,才能保证 PICC 管不会因堵塞、脱落或引发感染而导致提早拔管。因此,PICC 置管后患者在家应注意:

(1)置管期间保持局部清洁干燥,避免出汗。注意观察手臂贴膜处有无局部红肿、渗血、渗液等异常情况,如有异常情况应及时到医院就诊。

(2)观察贴膜有无卷曲、粘贴是否牢固,如果贴膜没有粘贴牢固,须及时到医院更换贴膜,千万不能擅自撕下或损坏贴膜。

(3)留置期间不影响日常活动,如起床、穿衣服、梳头、洗脸、刷牙、外出散步等日常轻体力活动。可适当活动置管侧上肢,促进血液循环,防止发生血栓。

(4)置管侧肢体千万不能做引体向上动作及提举重物,不要挑水、干农活、拖地、抱小孩,否则剧烈活动会引起导管脱落、移位、静脉炎等情况发生。

(5)洗澡时需要用保鲜膜缠绕3周,上下边缘用透明胶带贴紧,防止被水浸湿。洗浴完毕后,检查贴膜下如果有浸水或潮湿,须立即请护士更换敷贴。置管期间禁止游泳。

(6)置管期间穿着宽袖上衣,保持上肢血液流畅。

(7)加强保护置管管道。可在手臂上套上弹力袖套或绕上弹力绷带保护 PICC 管,防止脱落。

▶ PICC 应用中有哪些注意事项?

(1)置管后的24小时进行换药,治疗间歇期应每周冲管、更换贴膜及正压接头,检查导管的位置、通畅性能及固定情况,同时注意观察针眼周围皮肤有无发红、肿胀、疼痛、渗出等,如发生感染或有异常,应当及时处理或者拔管。

(2)每次输液后用10mL以上注射器抽吸生理盐水 10~20mL,以脉冲方式进行冲管,行正压封管。

(3)输入全血、血浆、蛋白等黏性较大的液体后,应当以等渗液体冲管,防止管腔堵塞。输入化疗药物前后均应使用无菌生理盐水冲管。

(4)当导管发生堵塞时,可使用尿激酶边推边拉的方式溶解导管内的血凝块,严禁将血块推入血管。

(5)导管贴膜外可套上松紧适宜且有弹力的织品予以固定保护,以避免导管脱出。

(6)PICC 导管可进行输液泵给药,但是不能用于高压注射泵推注造影剂等(特殊材质导管除外),以免造成导管破裂或堵塞。

(7)尽量避免在置管侧肢体测量血压。

(8)置管上肢不要做剧烈运动,应避免提过重物品或做引体向上等持重锻炼。

(9)避免游泳、盆浴、泡浴等会浸泡到置管区的活动,淋浴前用塑料膜包住置管的肢体并缠绕 2~3 圈,上下边缘用胶布贴紧或用宽的松紧带缠住,避免置管处与水直接接触,淋浴后检查局部,若有浸湿污染,要及时更换。

▮▶ 何谓输液港?

输液港是一种可以完全植入体内的静脉输液器材,主要由两个部分组成:一部分为注射座,置于皮下;另一部分是可插入中心静脉的导管。该输液装置可在体内保留 10~20 年,为需要长期治疗的患者提供可靠的静脉通道。输液时,将无损伤针插入注射座即可使用,不用时拔出无损伤针。由于输液港完全植入体内,避免了像其他静脉导管有一端留在体外而带来的不便和烦恼,

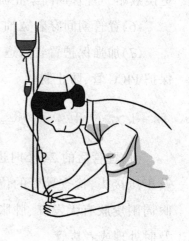

患者洗澡、穿着都不受影响,在治疗的间歇期,每 4 周护理一次即可。

▮▮▶ 输液港应用时有哪些注意事项?

(1)严格遵守无菌操作原则。

(2)每次注射给药前必须先抽回血,证实注射针位于输液港内方可给药,避免药液注入皮下或局部组织,造成局部积液、感染或坏死。治疗后要用>10mL 的注射器抽取生理盐水进行脉冲式冲管,然后用肝素封管。

(3)如需经输液港抽血,先用 10mL 注射器抽取 4~5mL 血弃去,再用另一注射器抽取所需的血标本量,将血液标本注入备好的试管,用生理盐水脉冲式冲管,再继续输液或用肝素封管。

(4)输血和输注高黏性药物后,应先用 20mL 生理盐水脉冲式冲管,

以免发生堵管。

(5)如输液港在使用过程中发生堵管,可用尿激酶溶栓。

(6)使用过程中密切观察穿刺部位有无渗漏、肿胀。

(7)较长时间不用时,每4周封管一次。

第十章 ◀▐▐

术后与化疗期间康复

▐▶ 什么是乳腺癌康复治疗?

乳腺癌康复治疗是指在正规的乳腺癌治疗手段之外,采用非医疗手段,帮助患者恢复身体、心理功能,尽可能地减少疾病及其治疗对患者造成的身体、心理的功能丧失,使其达到生活自理、重返社会的目的。康复治疗内容包括患侧上肢功能恢复锻炼、患侧上肢及局部物理治疗、形体康复训练、心肺功能训练及心理支持与治疗等。

▐▶ 乳腺癌术后康复训练有何意义?

乳腺癌根治术后,患者在医护人员的指导下,系统地进行康复治疗,可改善术后患侧上肢瘢痕挛缩,强健肌肉,活动关节,促进淋巴和血液的回流,预防及治疗患侧上肢水肿,使患侧上肢的功能障碍程度降至最低,训练生活自理能力,帮助患者树立战胜疾病的信心,使患者积极配合后期治疗,并能主动学习疾病的知识,掌握生活的自理能力。同时,专业人员要向患者提供知识咨询和相关资料,并督促患者康复计划的实施,使患者尽快回归家庭和社会生活。

▐▶ 何谓乳腺癌术后的功能障碍?

乳腺癌根治术后,由于患者患侧的腋窝、胸肌受到手术的影响及之后形成的瘢痕挛缩,使部分患者出现关节僵硬,患侧上肢活动范围受限。淋巴水肿等功能障碍在一定程度上影响了患者的日常生活。

▐▶ 乳腺癌手术后瘢痕形成对组织功能有何影响?

瘢痕对损伤前组织来说,总是一个不完善的替换:从机械角度看,抗击性减弱;从营养角度看,瘢痕形成了氧和营养物质交换的障碍;从功能角度看,瘢痕坚硬与肌肉、神经等紧密粘连,常常由于收缩和牵拉,引起受损组织的畸形及功能障碍。

▍▶ 乳腺癌术后瘢痕挛缩可以预防吗？

乳腺癌患者完成全部放疗过程需要半年的时间，这一阶段也是局部伤口逐渐愈合、瘢痕生长并形成的过程。瘢痕的形成是必然的，但瘢痕的挛缩是可以缓解的，手术以后循环渐进的肩关节活动训练可以使手术区的瘢痕松解，皮肤弹性增加，防止和减轻瘢痕的挛缩，使肩关节的活动不受限制。

▍▶ 乳腺癌患者手术前康复宣教有何意义？

残障是癌症治疗过程中的重要问题，癌症患者的康复服务已经成为综合医疗的重要组成部分。康复工作是一个动态过程，不应该等待临床治疗结束之后再进行，而是应该在预示会有功能障碍时就积极进行。手术前进行康复治疗的宣教，使患者了解手术后可能发生的并发症，并评估患者手术前的认知能力、体能肢体情况，指导术后肢体训练的方式和注意事项，可以使患者克服恐惧心理，主动配合治疗，并强化康复训练，为术后早期开展康复训练起到积极的影响作用，增强术后康复的效果。

▍▶ 乳腺癌术后如何有效地进行功能康复？

乳腺癌术后功能康复提倡早期治疗、按时治疗、计划治疗，应该规范化、个体化、渐进化、系统化、全面性地进行，以预防和减轻肌肉萎缩、瘢痕硬化等并发症的发生。

▍▶ 乳腺癌术后功能康复治疗有何注意事项？

(1)进行有效沟通将有利于康复的合作及提高康复的效果。

(2)针对每位患者制订相应的康复计划，要求从轻到重、从易到难、准确到位，要随时纠正不正确的动作，避免因动作过激引起皮下积液等并发症，或因动作不到位而影响训练效果。

（3）循环渐进地按阶段运动，逐步加强训练强度和适应程度。早期须注意伤口的保护，避免患侧肩部外展，随时观察引流液的情况，当引流液增多或颜色加深时，须减少训练的次数和降低训练频率。

（4）掌握并严密观察患者在进行训练时的身体状况。手术后或化疗期间患者身体虚弱，初期锻炼时可能发生"虚脱"的情况，表现为头晕、出汗、心慌、面色苍白、虚弱、手足抖动等。所以应提醒注意，当出现不适感时应暂停康复治疗，并配合医生予以相应的处理。

（5）定时评估康复情况并记录，随时修改训练计划，充分体现个体化和渐进性特点，使患者获得最大限度的功能康复，提升个人的生活质量。

▮▶乳腺癌术后如何进行徒手训练？

徒手训练是通过训练关节活动促进局部组织的血液循环及淋巴回流。

（1）手术后 24 小时开始做握拳运动。

（2）术后第 2~3 天增加旋腕运动和肘关节屈伸运动。

（3）术后第 4~5 天增加肩部旋转运动。

（4）术后第 6~7 天增加上臂抬举训练。方法：用健肢扶托患侧上肢腕部，同时肘关节伸直向上做上举运动。

（5）术后第 8~10 天进行摸耳训练和爬墙训练。摸耳练习方法：用健肢扶托患侧上肢肘部，患侧上肢越过头顶，尽量去摸对面侧耳部。爬墙训练的方法：将双手从胸前开始的高度放在墙面上，向上爬坡，直到腋下有牵拉感时再向下运动。

以上训练以 4/8 拍或 30~50 个/组进行。

▮▶乳腺癌术后怎样进行器械康复训练？

器械训练起始时间为术后拨出引流管 1 周以上并且伤口愈合情况良好，结合徒手训练进行。其目的是防止患者肌肉萎缩，预防患侧上肢水肿，维持患侧上肢肩、肘、腕、关节的活动度及运动力量。方法：应用不同的功能康复器械,分阶段协助患者进行腕关节、肘关节、肩关节及前臂肌群、上臂肌群、三角肌、背阔肌、胸大小肌的训练。

▶▶ 乳腺癌术后淋巴水肿发生的原因有哪些?

(1)腋窝淋巴结清扫后,使上肢淋巴回流发生障碍,出现上肢继发性淋巴水肿。

(2)术后未及时进行有计划、有步骤的上肢功能康复锻炼,导致淋巴管的再生迟缓,水肿持续时间延长。

(3)术后放疗造成放射野内的静脉闭塞、淋巴管破坏及周围肌肉纤维化压迫静脉和淋巴管,影响上肢回流及上肢功能。

▶▶ 如何预防和控制患侧上肢的淋巴水肿?

患侧上肢淋巴水肿最重要的预防措施是医生手术中对手术野的控制,手术中精确区分腋窝和上臂的界限,避免伤及上臂组织,尽量保留相关静脉和神经,一般认为,这与医生的手术经验和技术成熟程度相关。患侧上肢淋巴水肿的发生是一个缓慢持续的过程,短则数周,长则数年。

下列方法有助于预防和控制患侧上肢淋巴水肿的发生:

(1)绝对避免在患侧上肢抽血或输液。

(2)尽量避免使用健侧上肢测量血压,如果是双侧腋窝清扫术后,则测量下肢腘动脉血压。

(3)不要用患侧上肢提取超过5kg的重物,尽量用健侧上肢或是双手交替提持。

(4)不要穿戴过紧的首饰,如较紧的手镯、戒指,这是因为万一发生水肿及卡压,可能造成严重的后果。

(5)使用驱虫剂防止昆虫叮咬,万一被叮咬蜇伤,要联系医生并由其判断是否感染。一旦感染中毒,一定要及时就诊。

(6)每天应用洗液或者是润肤露保持皮肤表皮的清洁柔软,使用刺激性去污剂清洁时,要戴保护性手套。

(7)使用剪刀时防止划伤,缝东西的时候要戴顶针,避免被针刺伤。

(8)进行修剪花草、木工及修理等有可能损伤皮肤的工作时,要戴保护性手套。

(9)避免太阳灼伤,使用至少 SPF15 指数的防晒霜。

(10)避免煎炸食物时被油溅伤及微波食物时造成的蒸汽伤。

(11)避免热刺激,如热水澡和桑拿浴,因为热会增加液体积聚。如果要做,需要先短时间尝试,确定安全后,才可以长时间进行桑拿或热水浴。

(12)长时间乘坐飞机时,可戴弹力袖套。

(13)尽量避免患侧上肢肌肉过度牵拉与劳累。

(14)规律锻炼,但是不要使患侧上肢过于疲劳。在进行锻炼前,首先与医生、护士或康复治疗师沟通,选择合适的运动方式及运动量,并且询问是否需要在运动中戴袖套。

▶▶ 如何评价患侧上肢淋巴水肿?

测量上肢周径仍然是最常用的评价淋巴水肿的方法之一。临床上主要将患侧上肢与健侧上肢进行比较来确定淋巴水肿是否存在,另外还可能伴随相关的症状,如上肢沉重或发胀、疼痛,运动功能降低及僵硬等。测量上肢周径要求在测量的上臂和前臂设定好从骨标志物到测量部位的距离(如距鹰嘴上、下各 10cm),施以恒定的压力测量,尽量避免在测量过程中对组织施压致水肿程度减轻,使测量结果受到影响。

▶▶ 患侧上肢淋巴水肿如何分级

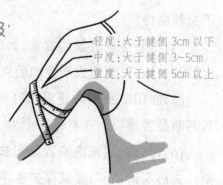

轻度:大于健侧 3cm 以下
中度:大于健侧 3~5cm
重度:大于健侧 5cm 以上

(1)轻度水肿。患侧上肢的周径比健侧长 3cm 以内,多限于上臂近端,常发生于手术后短期内。

(2)中度水肿。患侧上肢的周径比健侧长 3~5cm,水肿的范围影响到整个上肢,包括前臂和手背。

(3)重度水肿。患侧上肢的周径比健侧长 5cm 以上,皮肤硬韧,水肿波及整个上肢包括手指,使患者整个上臂和肩关节活动严重受限。

已经发生患侧上肢淋巴水肿怎么办？

(1)抬高患侧上肢。患者取平卧位,将患侧上肢抬高,使患侧上肢与身体呈 90°角,利用重力的作用促进淋巴液回流。

(2)向心性按摩。自患侧上肢手掌开始,逐渐向上按摩,先外侧、后内侧,以利于淋巴液回流。

(3)水肿治疗仪。该仪器对乳腺癌术后患侧上肢水肿有一定的疗效。

(4)药物治疗。迈之灵、地奥斯明、草木樨流浸膏有效。

水肿治疗仪的作用原理是什么？

水肿治疗仪式是一种理疗仪器,是将水肿肢体置于可充气的袖套内,利用压力泵原理由外向内依次充气加压,使水肿液向心脏方向流动,促进淋巴液进入血液循环。水肿治疗仪对于治疗早期淋巴水肿十分有效。

患侧上肢皮肤受损后怎么办？

因为腋窝淋巴结清扫后的患者局部淋巴循环功能减弱,导致患侧上肢在皮肤受损后容易发生感染,而感染后由于淋巴管堵塞及血循环增加又可以诱发或加重上肢水肿,并且由于上肢水肿后血液循环不好,患侧上肢的感染就变得不好治疗,因此,皮肤损伤后预防患侧上肢皮肤感染的发生是关键。应该尽快就诊,在此之前的家庭处理措施应包括以下几方面:

(1)使用肥皂和清水清洗患处。

(2)在患处应用抗感染药膏,如莫匹罗星(百多邦)软膏。

(3)用干净、干燥的毛巾、纱布或绷带覆盖伤处。

(4)用冰袋或冷水敷于患处 15 分钟,然后用肥皂和清水清洗,并行干净、干燥的包扎。

(5)观察是否有感染症状,如红、肿、热、痛。

(6)如果患侧上肢感到发热、发红或肿胀,应去就诊。

▐▶何谓乳腺癌术后音乐康复操?

乳腺癌术后音乐康复操是将富有韵律的音乐与康复训练相结合,使患者随着音乐的节拍进行患侧上肢和全身多角度、全方位的运动,长期坚持可增强体质、肌力,防止肌肉萎缩,达到局部和全身的整体康复。康复操依照关节运动的生物力学,利用关节面的滑动、滚动、旋转等方式加大肌力和关节的活动范围,促进关节液的润滑作用,加速血液循环,提高新陈代谢,增强关节区域营养,松解组织粘连及软化手术瘢痕形成的萎缩硬化,可改善肩关节各方向的活动。乳腺癌术后音乐康复操由天津医科大学辅助肿瘤医院的护理人员在多年临床实践中总结创作而成,并在临床使用中收到了很好的效果,可极大地激发患者康复训练的兴趣和信心,得到了乳腺癌患者及其家属的一致好评。

▐▶何谓乳腺癌术后形体操训练?

乳腺癌术后乳房缺失以及肩部和胸肌部分功能受损,使患者肩部向前塌陷,形体康复也是患者全面康复的过程中重要的环节之一。形体操训练是以优美的自然体形为基础,在音乐伴奏下做出各种有节奏的艺术造型动作,并结合古典舞蹈、民族舞蹈进行综合训练,是一项比较优美、高雅的健身项目,它锻炼身体的柔韧性,增强人体动作的协调性,从而纠正患者不正确的姿态,帮助其形成正确的健康身体形态,培养高雅的气质。

▐▶患者出院后还能进行康复训练吗?

在徒手训练的基础上,患者应尽早开始居家康复训练。如果没有专门的训练仪器,可在医生或康复师的指导下,在家中选择一些简单有效的方法进行,如洗漱、梳头等自理活动,或做一些轻体力家务活,如清洗小物品。另外,可以通过一些游戏的方式进行训练,如使用小皮球来做手部的抓握及抛球的训练,用跳绳来做摇摆绳子的练习,也可以用手将旧报纸弄皱,以加强前臂及手的肌肉强度。平时也可以面对镜子观察两边肩膀是否平衡,高度是否对称,以随时提醒自己调节姿态。

▮▶ 乳腺癌患者术后如何进行居家康复训练?

(1)伸臂运动。平躺并弯曲膝盖,用双手握住练习棒,双手间的距离与肩同宽。双手将练习棒举过头顶,尽量上举直到感觉有轻微的疼痛。放下手臂,重复5~10次。

(2)扩肩运动。平躺并弯曲膝盖,将双手放于颈后,活动双肘使之尽量贴近床面,重复5~10次。

(3)展肩运动。坐位或站立,上肩挺直,双手放在身体两侧,手心向内,目视前方。扩展胸部,肩关节做旋前及旋后运动,放松还原。重复5~10次。

(4)展臂运动。平躺并将双臂上举至头顶,将双臂自头顶沿身体两侧移至大腿。重复5~10次。

(5)侧弯训练。坐在椅子上双手交叉放于腿上,慢慢地将手伸直抬高至头顶。保持这个动作,将腰部向右弯。回到中间换另一边,重复5~10次。

(6)提高训练。站在门口,将双手各放在门框上。尽最大可能将手沿门框上下滑动。还原,重复5~10次。

▮▶ 康复训练中为何要增加水的摄入?

一小时有氧运动所流失的汗液量接近300mL。运动时,体内产热增加、排汗增加。如果不注意补水,将会导致低血压和电解质紊乱的发生。

▮▶ 康复运动中如何补充水分?

运动补充水分应该分成运动前、运动中和运动后。补充水分应适量,如果运动前补充过多的水分,可使胃部的负担增加,运动时易出现腹部不适。依据个人情况,运动前 15~30 分钟可补充水分 500mL 左右,运动中每 10~15 分钟补充 100~150mL,运动之后则再尽量补充。

◀▶ 为何要进行患侧上肢功能评价?

乳腺癌患者需要在术前和术后进行患侧上肢功能评价,目的是量化患侧上肢功能指标,以便对术后不同阶段的康复训练进行效果对比,从而为制订个体康复训练计划提供客观量化依据,患者和家属也可以在训练过程中或出院后随时了解患侧上肢康复的效果。

◀▶ 患者怎样自我评价患侧上肢康复的程度?

通过有效的康复训练达到双臂足够强壮、可以轻松活动的程度通常需要 2~3 个月时间。当患侧上肢跨越头顶摸到另一侧耳朵时没有感觉到腋下疼痛,并且将双手臂举过头顶、对着镜子观察到伸直的高度相同,就说明已经基本完成了患侧上肢功能康复,另外,患者也可以到医院找康复治疗师进行测量和评价。

◀▶ 患侧上肢肌力如何分级?

0 级:完全瘫痪,不能做任何自由运动。
1 级:可见肌肉轻微收缩。
2 级:肢体能在床上平行移动。
3 级:肢体可以克服地心吸引力,能抬离床面。
4 级:肢体能做对抗外界阻力的运动。
5 级:肌力正常,运动自如。

◀▶ 何为作业疗法?

作业疗法是以经过选择的、有目的的作业活动为主要治疗手段,用来维持、改善和补助功能的专门学科。作业活动能帮助暂时性或永久性躯体障碍者最大限度地提高自理、工作及娱乐等日常生活能力,提高生活质量,早日回归家庭与社会。因此,作业活动既是作业疗法的治疗手段,又是作业疗法的康复目标。

▶ 作业疗法是如何分类的?

(1)功能性作业疗法。这是为预防肢体的功能障碍而进行的治疗活动。根据患者的兴趣爱好及当时的功能状态,设计和选择作业活动,包括关节活动的训练、精细动作的训练等,这是增强康复效果的关键。

(2)日常活动能力的训练。日常生活活动是人在社会活动中必不可少的活动。手术后,许多患者由于伤口及心理原因,减弱或者减少了一定的活动,且大部分日常生活需要别人帮助。因此,应对患者的日常活动能力进行全方位评价,确定患者不能完成哪些动作,需要哪些帮助,并协助其设计梳洗、更衣、进食、如厕、家务劳动等项目,以帮助患者尽快适应日常生活。

(3)职业前的作业疗法。当患者结束医学康复训练后,应掌握适合自己身体条件的工作技能,在此阶段,应对患者的躯体功能精神状态、肢体障碍的程度、日常生活能力水平、学习能力及可能从事的专业进行全面的评价和早期训练。

(4)正确佩戴义乳及塑性胸罩。让患者灵活地掌握义乳及塑性胸罩的正确使用方法也是作业疗法的重要内容:乳腺癌根治术后,患者和乳房再造患者需佩戴义乳和塑性胸罩,但由于患侧上肢功能尚未恢复,许多患者还不能自己佩戴,护士应根据患者障碍的程度和日常生活训练的结果设计动作,帮助患者自行完成佩戴,并通过佩戴时的动作训练患侧上肢功能。

▶ 乳腺癌患者心肺功能减弱的主要原因有哪些?

(1)手术后和化疗后运动量减少将影响患者的心肺功能。

(2)有些化疗药物本身具有不同程度的心脏毒性,尤其是目前常用的蒽环类药物、曲妥珠单抗等,可直接造成心脏毒性,导致心功能不同程度地减弱。

(3)放疗可造成放射性肺炎,对左侧乳腺癌的放疗也有可能影响心脏。

(4)盲目的营养补充及化疗、内分泌治疗导致患者体重增加,从而增加心肺负担。

▮▮▶ 如何增强体能以应对乳腺癌治疗后疲劳?

增强体能并保持理想体重可以使患者恢复心肺功能,提高身体耐力,走出疾病的阴影,以健康的体质和心态重返社会生活,达到身心康复的目的。增强体能的最好方法是运动,运动能增强心肌舒缩功能、增加肺活量、降低血压、增强体质,还能减少脂肪、控制体重。运动的最佳方法为有氧运动。另外,还要在维持机体正常生理功能的基础上合理安排膳食,保证营养均衡,不要盲目、过度地补充营养,以免引起肥胖。

▮▮▶ 何谓有氧运动?

有氧运动是指人体在氧气充分供应的情况下进行的体育锻炼,即在运动过程中,人体吸入的氧气与需求相等,达到生理上的平衡状态,使得心肺得到充分的有效刺激,提高心肺功能,从而让全身各组织、各器官得到良好的氧气和营养供应,维持最佳的功能状况。一项运动是不是"有氧运动",衡量的标准是心率。心率保持在 150 次/分的运动量为有氧运动,因为此时血液可以供给心肌足够的氧气;因此,它的特点是强度低、有节奏、持续时间较长。要求每次锻炼的时间不少于 30 分钟,每周坚持 3~5 次。这种锻炼中,氧气能充分燃烧(即氧化)体内的糖分,还可消耗体内脂肪,增强和改善心肺功能,预防骨质疏松,调节心理和精神状态,是健身的主要运动方式。所以,乳腺癌患者特别是接受过化疗或者内分泌治疗的患者,要想通过运动来达到提高心肺功能、预防骨质疏松、控制体重的目的,建议选择有氧运动。简单来说,任何富有韵律性、运动时间较长(约 15 分钟或以上)、运动强度在中等或中上的程度

（最大心率之75%~80%）、低强度且长时间的运动，基本上都属于有氧运动，如慢跑、长距离慢速游泳、骑自行车、跳舞、有氧健身操等。

▐▶ 有氧运动的机制是什么？

人体在进行有氧运动时，肌肉收缩需要大量的氧气，由此，心脏的收缩次数便会增加，每次泵出的血液量也随之增加，同时，呼吸次数会增多，频率加快，肺部的扩张程度加大。当运动持续时，肌肉长时间收缩，心肺就必须向肌肉供应更多的氧气，并有效地运走肌肉中的代谢废物。这样持续性的肌肉收缩和心肺运动，可提高心肺耐力，当心肺耐力增加，身体就可从事更长时间或更高强度的运动，而且不易疲劳。

▐▶ 有氧运动有何作用？

有氧运动能有效增强和改善心肺功能，恢复体能，调节心理和精神状态。长期坚持有氧运动能增加体内血红蛋白的数量，提高机体免疫力，提高大脑的工作效率，增加脂肪消耗，防止动脉硬化，降低心脑血管疾病的发病率。减肥者如果在合理安排食物的同时结合有氧运动，不仅能成功减轻体重，并且可使体重得到巩固。

▐▶ 乳腺癌患者适合哪些类型的运动？

乳腺癌患者宜选择自己比较喜欢且比较温和的运动，如游泳、慢跑、步行、骑自行车、健身操、非激烈性的舞蹈、家用健身器材锻炼等。其中，游泳运动需借助水的浮力和阻力，可改善身体的灵活性和力量，让全身得到锻炼，特别是蛙泳，它的运动幅度和姿势对乳腺癌患者的康复很有益处。

▐▶ 何谓有氧运动处方？

有氧运动处方是指专业人员根据患者的个人情况，结合主、客观条件，用处方的形式制订适合患者的运动方案，包括运动内容、强度、时间、频率及运动中的注意事项,以达到科学、有计划地进行康复治疗的目的。护理人员应根据患者心肺功能的情况,制订适于患者的个性化的有氧运动处方,并随时对运动处方进行修订,使其达到最佳的运动效果,当患者出院回家后,也可以按照制订的运动处方自行运动。

▐▶ 乳腺癌患者如何进行有氧运动?

有氧运动应因人而异、循序渐进、保证安全。在运动初期,要进行护理监测,患者在运动过程中一旦发生身体不适,应立即停止运动。

(1)运动强度。将目标心率视为运动强度。根据卡渥文最大储备心率百分数法确定目标心率,其公式为:目标心率=(220-年龄-安静心率)×60%+安静心率。首次运动前测定患者个体安静心率,计算目标心率,测算运动强度,每周按上述方法重新测算运动强度。

(2)运动时间。运动前做准备活动 5~10 分钟,逐渐增加运动强度以达到目标心率。达到目标心率时开始计时,运动结束后做 5~10 分钟整理活动,每天在目标心率下锻炼 30 分钟,可根据患者的体能一次完成或分 3~5 次完成,间歇时间不计时。运动频率可根据个人情况和运动项目而定,一般每周做 3~5 次。

(3)运动形式。可自行选择步行、爬楼梯或骑自行车等居家运动形式,花费少,而且方便易实施。

(4)自我感觉。自我感觉是掌握运动量和运动强度的重要指标,如果出现轻度呼吸急促,感到心率轻度加快、周身微热、面色微红、少量出汗,表明运动适量;如果有明显的心慌、气短、头晕、大汗、疲惫不堪,表明运动超限;如果运动期间呼吸、心率及主观感受无任何变化,心率距"靶向率"相差太远,表明运动未达到增强体质和耐力的目的,还需要增加强度。

(5)后发症状。后发症状即运动过后是否出现不适感觉,也是衡量运动量是否适宜的尺度。一般在患者有氧运动之后都会出现周身轻度不适、疲倦、肌肉酸痛等感觉,休息后很快消失,这些属于正常现象。如果症状明显,患者感觉疲惫不堪、肌肉疼痛,而且一两天内不能消失,这说明中间代谢产物在细胞和血液循环中堆积过多,下次运动就应该适当减量。

(6)写有氧运动日记。每天记录有氧运动的形式、运动时间、运动时间的心率及主观感受,并与其他病友交流运动体会,或与医生讨论运动时的心得,以保证运动的持续性及有效性。

▮▮▶ 进行有氧运动时有何注意事项?

(1)每次运动前要做 5~10 分钟的热身运动,使体温慢慢升高,心率提高,呼吸匀速变快,血液循环加快,为运动做好准备。热身活动目的达到后的一个重要标志就是身体开始微微出汗。如果直接进入高强度的有氧训练,由于心血管系统和肺部还没有进入状态,体温也比较低,肌肉的柔软性不好,就很容易造成损伤。

(2)每次运动结束后要做 5~10 分钟的放松运动,逐步减小运动强度,慢慢恢复到安静状态。放松与热身有同样的作用,在运动中,血液循环加快,血液量也增加,特别是四肢部分,如果马上停止运动,血液会囤积在下肢而给心脏造成多余的负担,严重时会影响到大脑供血,甚至出现眩晕和头疼。

(3)有氧运动后,要及时更换汗湿的衣服,避免着凉,要及时补充运动所消耗的水分。运动后应做些伸展运动再行淋浴。

▮▮▶ 乳腺癌患者如何防治骨质疏松?

(1)适度运动,如打太极拳、散步等。增加户外活动、接受紫外线照射,有利于皮肤合成维生素 D,促进钙质在骨骼中沉积,达到预防骨质疏松症的作用,也可减少因跌倒而引起骨折的风险。

(2)建立合理的饮食结构。因钙与维生素 D 的补给可起到预防和治疗骨质疏松症的作用,所以患者要多食用富含钙和维生素 D 的食物,如牛奶、奶制品、大豆、豆制品、虾皮等。

(3)药物治疗。增加钙、维生素 D 的补充。双膦酸盐是破骨细胞的有

123

效抑制药,雷洛昔芬为选择性雌激素受体调节药,可用于预防和治疗绝经后妇女的骨质疏松,能降低椎骨骨折的发生率。

(4)对症治疗。疼痛明显或有骨折的患者应卧硬板床休息,给予消炎止痛药对症处理,也可结合中药热敷、理疗。

(5)戒烟、限酒。

▮▶ 乳腺癌术后有必要佩戴义乳吗?

乳房切除的患者,伤口拆线后应及时佩戴义乳,防止颈椎弯曲,保持身体平衡。除了能让自己着衣后外观"正常",同样对自己的心理状态有很强的暗示作用。佩戴义乳能让自己不区别于其他人而不引起歧视。

▮▶ 何谓义乳?

义乳,又称人工乳房、假乳房,是乳房切除后的替代品,材料为硅胶,制成水滴样形状,依据不同的患者个体选择不同型号来弥补乳房的缺失,通过特制的胸罩佩戴,可以使失乳女性重拾风采,帮助女性患者恢复生活的自信。

▮▶ 怎样选择合适的义乳?

患者应根据乳腺癌手术方式的不同,佩戴不同造型的义乳。义乳的选择、佩戴须由专业人员来指导,根据患者的手术部位和身材的不同进行选择。义乳分为许多类型,不同类型的义乳,不仅重量不一样,穿戴后的效果也不尽相同。义乳使用的材料大多为医用硅胶,其柔软度、密度都与正常乳房非常接近,佩戴后的感觉、移动也很自然。义乳所用胸罩是根据乳腺癌的术后特点而设计的胸罩,罩杯内有一个棉质的小布袋,可将义乳装入并维持正常位置。若胸罩的肩带及背带加厚,则佩戴后能减轻肩膀负担,较为舒适。试戴义乳时,患者最好带上紧身上衣,以便观察穿戴的效果。在伤口愈合后(一般是手术后 4~6 周)就可佩戴有重量的硅胶义乳。

第十一章

内分泌治疗

▪▶ 什么是内分泌治疗？

内分泌治疗能抑制一部分乳腺癌细胞的生长，防止癌症的复发。它的原理是不让癌细胞获得生长过程中所需的激素，可通过阻断雌激素产生，或通过与雌激素竞争癌细胞上的受体来抑制肿瘤的生长。内分泌治疗常应用于晚期及复发的乳腺癌患者，亦可作为手术后的辅助治疗。

▪▶ 如何进行乳腺癌的内分泌治疗？

随着对乳腺癌治疗研究的不断深入，内分泌治疗得到了越来越多医生和患者的重视。目前，越来越多的女性采用药物去势代替手术去势（卵巢切除术），故现在的乳腺癌内分泌治疗主要是指药物治疗。乳腺癌常用的内分泌治疗药物有抗雌激素药物和芳香化酶抑制剂。

▪▶ 内分泌治疗的适用人群有哪些？

内分泌治疗适用于长期辅助治疗和巩固治疗等优势。研究表明，有70%的乳腺癌表面有雌激素受体（ER）和（或）孕激素受体（PR）的表达，这一类乳腺肿瘤是激素依赖性的。而有近30%乳腺癌因为肿瘤表面缺乏雌激素受体和（或）孕激素受体，而表现为激素不依赖、不受激素调节。前者可以接受内分泌治疗，而后者肿瘤细胞对激素不敏感，对内分泌治疗的疗效也很差。长期的大量研究表明，只要是ER/PR阳性的乳腺癌患者，都可以通过内分泌治疗而受益，所以建议都使用内分泌治疗。

▪▶ 乳腺癌内分泌治疗受哪些因素影响？

（1）乳腺癌细胞是否依赖激素，即雌激素受体（ER）、孕激素受体（PR）表达情况，阳性者需要用内分泌治疗。

（2）患者的月经状态，绝经后可以使用芳香化酶抑制剂（来曲唑、依稀美坦等），而绝经前不能使用芳香化酶抑制剂，只能用他莫昔芬；绝经后患者如果需要用芳香化酶抑制剂，要在人工去势（药物或手术）后才能使用。

(3)全身状况(年龄、一般身体状况、肝肾功能、血栓性疾病)。

(4)肿瘤情况(淋巴结转移情况、肿瘤大小、生长速度、分化程度等)。

(5)其他生物学标志物,如表皮生长因子受体(EGFR)、C-erbB2、ki-67等。无C-erbB2基因过度扩增的乳腺癌对内分泌治疗的敏感性增加。

▶▶ 怎么判断是否绝经?

判断是否绝经是选择乳腺癌内分泌治疗药物的基石。绝经一般是指月经永久性终止,也用于描述乳腺癌治疗过程中卵巢合成的雌激素持续性减少。绝经明确定义为:①双侧卵巢切除术后或年龄≥60岁的女性肯定绝经了;②年龄<60岁,自然停经1年以上,且FSH及雌二醇水平在绝经后水平可认定是绝经;③年龄<60岁,正在服用三苯氧胺或托瑞米芬,无论停经时间多久,FSH及雌二醇水平在绝经后水平也可认定为绝经。

▶▶ 三苯氧胺是什么药物?如何使用? 副作用有哪些?

三苯氧胺(他莫昔芬,TAM)是一种雌激素受体拮抗剂,是目前最为常用的内分泌治疗药物。它通过抑制雌二醇与雌激素受体(ER)的结合,减少细胞内雌激素受体的含量,从而阻断雌激素进入肿瘤细胞,达到延缓细胞生长和分裂的目的。

TAM是最常见的乳腺癌内分泌治疗的药物。众多资料显示,TAM对绝经后患者的疗效较绝经前的好。关于TAM在乳腺癌辅助治疗中应用的基本共识有以下几点:

(1)辅助内分泌治疗的决定因素为激素受体状况,ER阳性的效果最好。

(2)TAM合适的服药时间为5年。

(3)TAM的疗效与年龄关系不大。

(4)TAM能降低对侧乳腺癌的发生,但明显增加子宫内膜癌的风险。

(5)雌激素受体阳性患者化疗后,加用TAM比单用化疗及单用TAM

效果好。

TAM 的常用量为每次 10mg，每天 2 次，用药 6 周方能见效。增加剂量不能使疗效提高。经过早期乳腺癌治疗协作组研究证实，乳腺癌患者手术后服用 TAM5 年，较服用 2~3 年受益大大增加，而且服用多于 5 年生存率并没有显著增高，因此推荐常规服用 5 年。TAM 对软组织和骨转移者疗效较好，而对内脏转移者疗效较差。

▌▶ 什么样的患者适合服用托瑞米芬？

临床上当服用三苯氧胺过程中出现较严重的不良反应时，比如严重的肝功能异常、眼底改变等，可以转换为用托瑞米芬继续治疗。另外，托瑞米芬和三苯氧胺有交叉耐药，所以，如果使用三苯氧胺出现治疗无效时，可以换用托瑞米芬作为替代用药。

▌▶ 什么是卵巢去势？

在绝经前，患者采用药物或者手术的方式切除卵巢或者抑制卵巢功能，达到阻止卵巢发挥功能的作用，称为卵巢去势。

▌▶ 卵巢去势的方式有哪些？

卵巢去势包括卵巢切除术、放疗卵巢切除术和药物卵巢去势术。

▌▶ 绝经后患者的内分泌治疗怎么选择？

绝经后的激素受体阳性的乳腺癌患者行内分泌治疗可以有两种选择：三苯氧胺或第三代芳香化酶抑制剂。三苯氧胺抑制是乳腺癌内分泌治疗的经典药物。20 世纪 90 年代，第三代芳香化酶抑制剂的出现使内分泌治疗进入了一个崭新的时代。由于第三代芳香化酶抑制剂的显著性和不良反应的易控性，它正逐渐取代昔日作为早期乳腺癌辅助内分泌治疗的标准药物——三苯氧胺的地位，证实被欧美国家及国际临床指南推荐为绝经后雌、孕激素受体阳性患者的首选治疗药物。第三代芳香化酶抑制剂在我国绝经后乳腺癌患者中的应用也越来越多。

大规模的临床研究表明，第三代芳香化酶抑制剂对于减少乳腺癌复发转移和预防对侧乳腺癌的发生均优于三苯氧胺，而且可以避免三苯氧胺可能引起的子宫内膜病变。

▥▶ 为什么芳香化酶抑制剂只能用于绝经后患者？

芳香化酶抑制剂可以直接抑制芳香化酶的活性，从而起到降低绝经后雌激素的生成、抑制肿瘤细胞生长的作用。另外，绝经后的乳腺癌患者的肿瘤组织也有芳香化酶活性，在应用芳香化酶抑制剂的同时可以起到直接抗肿瘤的目的，所以，绝经后乳腺癌患者的内分泌治疗可以选择第三代芳香化酶抑制剂。

▥▶ 化疗前没停经、化疗后停经的患者怎么选择内分泌治疗？

化疗药物有细胞毒作用，会打击并抑制卵巢功能，所以很多患者在化疗期间会出现月经延迟甚至停经。卵巢功能正常的闭经患者如果使用芳香化酶抑制剂，不但会严重影响疗效，还有可能诱发排卵，出现意外怀孕的严重事件。出于保险起见，化疗后停经的患者还是可以先使用三苯氧胺 2~3 年，然后通过内分泌激素水平的多次检测判断卵巢功能的确没有了，是真正绝经了，再考虑换用芳香化酶抑制剂。

如果化疗而停经的患者因某种原因一定要用第三代芳香化酶抑制剂，则需要通过卵巢切除或连续多次检测尿促卵泡素(FSH)和雌二醇(E2)水平，以确保患者一定是处于绝经后状态，才能放心使用芳香化酶抑制剂。

▥▶ 哪些乳腺癌患者适合使用芳香化酶抑制剂？

当前，随着新一代的芳香化酶抑制剂的研发和运用，新的内分泌治疗理念也在不断更新和完善，目前，在临床上应用较多的有福美坦、来曲唑、阿那曲唑和依西美坦等。虽然新一代的芳香化酶抑制剂为乳腺癌的治疗带来了巨大的进步,但是此类药物的运用其实还是有标准的。由于我国的乳腺癌患者年龄较轻,约有70%是绝经前或是围绝经期的,而新一代芳香化酶抑制剂却只适用于绝经后的患者。

▐▶ 预防化疗副作用的骨质疏松有哪些措施?

(1)供给充足的蛋白质。蛋白质是组成骨基质的原料,可增加钙的吸收和储存,对防止和延缓骨质疏松有利。如奶中的乳白蛋白、骨头里的骨白蛋白、核桃中的核白蛋白、蛋类的白蛋白,都含有弹性蛋白和胶原蛋白。维生素 C 对胶原的合成有利,故老年人应补充充足的蛋白质与维生素 C。

(2)补充钙质。膳食中应给予充足的钙,正常成年人每日应补充达 800mg,老年人应每日给予 1000mg。

(3)注意烹调方法。烹调方法也相当重要,一些蔬菜如菠菜、苋菜等,含有较多的草酸,会影响人体钙的吸收。如果将这些菜在沸水中焯一下、滤去水再烹调,可减少部分草酸。再者,谷类中含有植酸酶,可分解植酸盐,释放出游离钙和磷,提高利用率。植酸酶在 55℃ 环境下活性最大,为了增加植酸酶的活性,可以先将大米加适量的水浸泡后再洗,在面粉、玉米粉、豆粉中加发酵剂发酵并延长发酵时间,均可使植酸酶水解,使游离钙增加。

(4)限制饮酒。过量饮酒可影响钙的吸收,所以应限量适度地饮酒。

(5)补充适量的钙质。目前国内市场上各类钙片有很多,除饮食补充外,可适当补充钙剂,但要注意钙的结合形式,如碳酸钙吸收较差,乳酸钙的含量很低。不要盲目地补充维生素 A、维生素 D 丸,服食超量可引起中毒症状,一定要在医生的指导下服用。只有膳食中的钙与蛋白质结合后,才能充分地被机体所利用,所以提倡在膳食中补钙。建议每日喝 250g 牛奶,即补充约 250mg 的钙。但最近意大利学者研究发现,老年人过多地饮用牛奶,能促进老年性白内障的发生。其原因是牛奶中 5% 是乳糖,乳糖在乳糖酶的作用下分解成半乳糖,过多的半乳糖能沉积在眼睛的晶状体中，影响晶状体的正常代谢，从而促进老年白内障的发生。所以,补钙不能仅从牛奶中摄取,还应从其他含钙丰富的食品中补充,如谷类,豆制品,黄、绿、红色蔬菜,虾皮等。

▮▶ 化疗后骨质疏松患者的运动方式有哪些?

中老年人可结合自身的情况,参加下述运动锻炼,如慢跑、骑车、跳绳、登高、俯卧撑、举杠铃、网球、园艺劳动等,每周做 5 次,每次保证有30 分钟的运动时间(分两次完成也行)。即使是长年卧床的老人,也应每天尽可能离床 1 小时,使骨组织承受体重的负荷,使肌肉多收缩活动,这对推迟骨质疏松大有好处。那些整天坐在办公室里工作的人,如果你能坚持每天多走一段路,对骨骼的健康也是有益的。此外,平时多喝牛奶,少吸烟,适量晒晒太阳,饮食做到荤素搭配,对预防或延缓骨质疏松也是有帮助的。

第十二章 ◀Ⅱ

靶向治疗

▮▶ 什么是乳腺癌的靶向治疗？

靶向治疗药物是一种专门针对 Her-2 受体的单克隆抗体药物，它能精确地攻击乳腺癌细胞，而没有传统化疗药物的脱发、贫血、恶心等不良反应。Her-2 阳性的早期乳腺癌患者应用靶向辅助治疗，相对复发风险下降 50%，死亡风险下降 30%。因此，美国国立综合癌症网络（NCCN）和中国国家综合癌症网络（CNCCN）指南推荐其作为 Her-2 阳性乳腺癌患者的治疗标准。

▮▶ Her-2 阳性是什么意思？

Her-2 阳性指的是 Her-2 基因扩增，是应用赫赛汀和帕妥珠单抗（帕捷特）进行靶向治疗的先决条件，Her-2 阴性患者不能用赫赛汀和帕妥珠单抗进行靶向治疗。

▮▶ 怎么判断 Her-2 为阳性？

Her-2(+++)或 Her-2(++)/FISH(+)可判定 Her-2 为阳性。

▮▶ 什么时候使用赫赛汀联合帕妥珠单抗进行双靶治疗？

确保患者体内的癌细胞的确具有 Her-2 的过度表达、存在与赫赛汀及帕妥珠单抗相结合的作用靶点，才能使用如此昂贵的药物达到最佳效果，达到物有所值的目的。

▮▶ 为什么要使用赫赛汀联合帕妥珠单抗进行双靶治疗？

Her 家族一共有 4 位成员，分别是 Her-1、Her-2、Her-3 和 Her-4。Her-2 可以与 4 位成员任意配对，结合成同源二聚体和异源二聚体。赫赛汀从源头阻断了 Her-2 与 Her-2 的同源二聚体配对，抑制肿瘤细胞增殖。但 Her-2 仍可与家族中其他成员配对，结合成异源二聚体，其中活性最强的是 Her-2 与 Her-3 形成的异源二聚体。帕妥珠单抗可以从源头阻断 Her-2 与 Her-1、Her-3 与 Her-4 的任一异源二聚体的结合，全面阻断 Her-2 下游信号通路形成。

▮▶ 使用赫赛汀联合帕妥珠单抗进行双靶治疗有什么优点？

帕妥珠单抗与赫赛汀的联合应用可从源头上特异、有效、互补、全面地阻断 Her-2 的同源以及异源配对。两者完美配伍，增效不加毒，同时显著增强抑瘤效果和抗肿瘤活性。

▮▶ 原位癌 Her-2 阳性怎么办？

原位癌中 Her-2 阳性无特殊意义，即使是高级别导管内癌，即使 Her-2 阳性，也不需要用赫赛汀治疗。

▮▶ 赫赛汀联合帕妥珠单抗的双靶治疗疗程是什么样的？

当赫赛汀联合帕妥珠单抗的双靶治疗和化疗一起用时，可以和化疗同一天使用。化疗方案是 3 周 1 次时，则双靶治疗也是 3 周 1 次；化疗结束后，应继续完成为期一年的赫赛汀联合帕妥珠单抗的双靶治疗，直接用满一年为止。如果患者在化疗后需要放疗或内分泌治疗，赫赛汀联合帕妥珠单抗的双靶治疗完全可以同步进行。

目前赫赛汀在术后辅助治疗中的推荐疗程是 1 年。曾比较过用药 9 周和 1 年在辅助治疗中的疗效。用药 1 年的患者其无病生存率方面优于用药 9 周的患者，两年甚至更长期的赫赛汀治疗是否能够带来更多的生存优势还不是很清楚，目前还在做进一步的临床研究。

▮▶ 赫赛汀及帕妥珠单抗的双靶向治疗有不良反应吗？

靶向治疗是基于患者的基因或者受体的表达集中作用于肿瘤组织、细胞或基因来选择性地杀灭肿瘤细胞，对人体正常组织的损伤较小，因而毒性会更小、疗效会更好。靶向治疗药物不像细胞毒性化疗药物有明显的消化道反应、骨髓抑制、上皮脱落、脱发等不良反应。

▐▐▶ 为何赫赛汀及帕妥珠单抗必须与化疗联合应用？

对于 Her 过度表达的乳腺癌应用赫帕双靶联合化疗可明显提高疗效、延长生存期。赫帕双靶和化疗联用有很多种选择，有数据表明，赫帕双靶与铂类、长春瑞滨和紫杉醇有协同作用，与多柔比星、紫杉醇、甲氨蝶呤有叠加作用。赫帕双靶与希罗达联合初步临床显示具有良好的疗效。

▐▐▶ 静脉输注赫赛汀及帕妥珠单抗时可能会有哪些反应？

第一次输注赫赛汀及帕妥珠单抗时，约 40% 的患者会出现寒战和（或）发热等综合征，一般表现为轻度或中度，一般无须停药，使用解热镇痛药（去疼片、散利痛）后症状大多可以改善，一般在后续注射时上述症状会明显减少。其他症状可能会有恶心、呕吐、疼痛、眩晕、呼吸困难、低血压、皮疹和乏力等，这些症状在以后输入本药时很少出现。因为严重的输液相关不良反应多见于第一次应用的 2 小时内，所以首次输注赫赛汀及帕妥珠单抗的前 2 小时应密切观察患者有无不良反应发生。有研究表明，赫赛汀联合帕妥珠单抗的双靶治疗对比单纯赫赛汀的治疗，不增加药物的不良反应。

▐▐▶ 为什么使用赫赛汀及帕妥珠单抗双靶治疗过程中需要做超声心动检查？

有些使用赫赛汀联合帕妥珠单抗双靶治疗的患者可能会出现心功能不全的表现，而心功能减退也是很多研究中发现的赫帕双靶唯一的不良反应，多发生于有心脏病病史的患者，因此，为防止心功能减退的发生，医生在使用赫赛汀及帕妥珠单抗的过程中会使用超声心动严密监控心功能的情况。

▐▐▶ 赫赛汀及帕妥珠单抗的保存注意事项是什么？

赫赛汀和帕妥珠单抗都是生物制剂，需要严格控制在2~8℃的保存条件,脱离2~8℃2小时就可以使药物变性而失去疗效。对于市场上非正规渠道的药物,无法保证在运输途中维持2~8℃低温保存条件,也无法核实其来源渠道,所以其疗效无法得到保障,而且市面上有回收赫赛汀和帕妥珠单抗空瓶子的勾当和假药制造销售的案例。所以提醒需要购买赫赛汀和帕妥珠单抗的患者和家属,一定要从正规途径购买药物,并保持2~8℃的保存条件。

▮▮▶ 新辅助治疗的意义是什么?

新辅助治疗是局部晚期乳腺癌或炎性乳腺癌的规范治疗,可以使肿瘤缩小、分期降低,让原本没有手术机会的患者获得手术机会,或是让原本没有保乳机会的患者获得保乳手术的机会,同时可以提前评估肿瘤对某些药物的敏感情况,为手术后的进一步治疗提供依据,为每一位患者制订精准、个体化的方案。

新辅助治疗还可以进一步改善患者的远期疗效,但并不是所有的乳腺癌患者通过新辅助治疗都能够长期获益。判断新辅助疗效的一个常用指标就是达到病理学完全缓解(pCR)。一般而言,病理学完全缓解率越高,说明新辅助治疗效果越好。"病理学完全缓解"比我们常说的"影像学完全缓解"要求还要高,影像学完全缓解是指在影像(比如CT)上肉眼看不到肿瘤。但要达到病理完全缓解,不仅要肉眼看不到肿瘤,还要求放大N倍后,在显微镜下也看不到肿瘤。研究证明,对于使用新辅助治疗的Her-2阳性乳腺癌患者,如果新辅助治疗后达到病理学完全缓解(pCR),沿用新辅助方案完成术后辅助治疗,复发概率低,相对预后会比较好;而没有达到病理学完全缓解(non-pCR)的患者,预后就比前一种要差,复发风险更高,需要在术后进行辅助强化治疗。

▮▮▶ Her-2阳性乳腺癌新辅助化疗及靶向药物选择的方案是什么?

新辅助方案:①TCbHP(多西他赛/白蛋白紫杉醇/紫杉醇+卡铂+曲

妥珠单抗+帕妥珠单抗)方案;②THP(多西他赛/白蛋白紫杉醇/紫杉醇+曲妥珠单抗+帕妥珠单抗)方案;③AC→T+曲妥珠单抗+帕妥珠单抗(多柔比星/环磷酰胺序贯多西他赛/白蛋白紫杉醇/紫杉醇+曲妥珠单抗+帕妥珠单抗)方案。

▐▶ Her-2 阳性乳腺癌新辅助治疗后化疗及靶向药物选择的方案是什么?

如果患者进行新辅助治疗后达到病理学完全缓解(pCR),那么术后沿用曲妥珠单抗+帕妥珠单抗完成术后辅助治疗;如果没有达到病理学完全缓解(non-pCR),那么术后需要进行 T-DM1(恩美曲妥珠单抗)为期 14 周期的强化治疗。已有研究证明,T-DM1 用于 Her-2 阳性乳腺癌新辅助经过抗 Her-2 治疗后没有达到 pCR,术后进行 T-DM1 辅助强化治疗,能够显著降低复发风险。

第十三章

放疗

▪▶ 什么是辅助性放疗？它有哪些优点？

辅助性放疗是乳腺癌综合治疗的一部分，是指在乳腺癌手术后，经准确三维适形定位后对手术区域和(或)淋巴结区域进行放射治疗，应用放疗与手术/化疗相结合，提高患者的治疗效果。放疗可以消除潜在的局部复发病灶，提高治愈率，减少复发。相对化疗的全身作用和严重的不良反应，放射治疗的副作用相对较小，可以避免手术造成的麻醉意外、输血反应、术后感染和化疗造成的脱发、呕吐等不良反应。

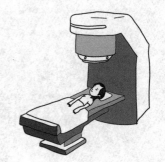

▪▶ 什么样的患者需要放疗？

乳腺癌患者放疗主要用于以下几种情况：

(1)对乳腺癌患者乳房切除术后胸壁和区域淋巴结的术后辅助放疗，可有效降低局部复发率，并在一定程度上提高生存率。

(2)对于早期乳腺癌保乳手术后的根治性放疗，是乳房保留治疗不可缺少的部分。放疗不仅将局部复发率降低了 2/3，而且照射技术直接影响乳房的美容效果和患者的生存质量。

(3)放疗也是局部晚期患者综合治疗的必要手段之一。局部区域性复发患者的放疗，是重要的补救性治疗措施。

(4)转移性患者的姑息性放疗，如骨转移患者的止痛、预防病理性骨折及脊髓压迫、脑转移患者降低颅内压、缓解转移灶引起的神经压迫症状、胸壁溃破性复发灶的止血等。其不仅可以提高患者在带瘤生存期内的生存质量，并可延长部分患者的生存时间。

▪▶ 早期乳腺癌患者在什么情况下需要放疗？

以下情况须行术后放疗：

(1)保乳手术后的乳腺癌患者。

(2)早期乳腺癌伴病理证实的淋巴结转移者。

(3)肿块大于 5cm。

(4)肿物靠近皮肤或胸壁,或根治术后切缘阳性、局部复发风险较高者。

▶ 乳腺癌保乳手术后为什么要进行放疗?

乳腺癌患者如果单纯行保乳手术,由于保留的乳腺组织内可能存在亚临床病灶或微小局部转移灶,从而导致术后局部复发的危险,并将导致保乳失败。因此,目前临床上在行保乳手术后,均给予全乳的预防性放疗。研究表明,乳腺癌保乳手术后运用放疗可以大幅度地降低局部复发率。

目前临床上保乳术后的放疗常规包括患侧乳房和(或)淋巴引流区,如再加上原病灶区域的局部加照(瘤床加量),整个疗程约需 6 周。

▶ 保乳手术一定需要放疗吗?

保乳术后,为防止保留的乳腺内有我们未能检测到的残存或多中心癌瘤发生(尽管这个概率非常低),我们须对保留的乳房进行放疗,用一定剂量的放射线杀灭残存的癌细胞。这对于实施保乳术的乳腺癌患者可明显降低局部复发率。

▶ 腋窝淋巴结清扫后也需要放疗吗?

充分清扫腋窝淋巴结之后,病理证实淋巴结为阴性,局部放疗是没有意义的,而且还会引起患侧上肢水肿的加重,影响生活质量。如果只行乳房肿块的单纯切除术,不进行腋窝淋巴结清扫,术后对乳房和区域淋巴结进行放疗,这样才能有较好的局部控制率。临床上判定为阴性而未做淋巴结清扫,其复发率为 17%~37%,而放疗可使腋窝淋巴结的复发率降至 0~3%。20 世纪 90 年代以来,对早期乳腺癌腋窝淋巴结常规清扫提出异议。随着早期乳腺癌的比例逐渐增加,其腋窝淋巴结转移率不断下降,如果均常规行腋窝淋巴结清扫,会因上肢水肿给患者带来痛苦。因此,根据腋窝前哨淋巴结活检的结果来决定是否行腋窝淋巴结清扫。

▥▶ 放疗常见的并发症有哪些?

乳腺癌放射治疗的不良反应以局部反应为主,全身反应相对较小。局部反应主要表现为放射性皮炎、放射性食管炎、放射性肺炎及上肢水肿等,较轻的放射性皮炎和放射性食管炎常可以自愈。全身反应主要表现为恶心、食欲缺乏、头晕、乏力及白细胞下降等。比较严重的有以下几种:

(1)肺部损伤。肺部并发症主要表现为症状性放射性肺炎,发生率为 1%~6%。

(2)臂丛神经损伤。臂丛神经损伤的发生率为 0.5%~5%,表现为同侧上臂和肩膀的疼痛、麻木和麻刺感以及上肢无力,可在放疗结束后数月至数年才出现。

(3)上肢水肿。上肢水肿的发生率在各类乳腺癌患者中差异很大,为2%~37%。单纯手术及单纯放疗,其发生率在 6%左右,但如果在腋淋巴结清扫术后再做腋下放疗,发生率就会明显上升至 40%。

▥▶ 怎样进行放射性皮炎的家庭护理?

放疗时,做好一定的皮肤护理可以减轻皮肤损伤的程度。首先,保持照射野皮肤清洁干燥,可以减少损伤后皮肤感染的机会。其次,三乙醇胺乳膏(比亚芬乳膏)是目前少数可以用于放射性皮肤损伤的敷涂药膏,起到预防及治疗皮肤急性放射性反应的作用。每次放疗后可以把比亚芬乳膏均匀地涂于照射野皮肤,并超出 1cm 左右,涂抹厚度为 1~2mm,并轻轻按摩使药物充分渗入皮肤,待晾干后穿衣,每天 2~3 次,每天的第一次用药时间可安排在放疗后 30 分钟,直至放疗结束。当皮肤出现红斑、烧灼感、刺痒感时,可用珍珠粉、0.2%的冰片淀粉、清凉油等涂擦;当皮肤出现湿性水疱,在局部清洗、控制感染的同时,局部涂敷磺胺嘧啶银粉加烧伤湿润膏外涂；当出现皮肤破损、溃疡时，可用甲紫溶液或氢化可的松涂擦及多爱敷敷贴、弹性酶乳膏、糜蛋白酶乳膏涂敷。放疗结束、皮肤急性反应消退之后，少数患者可能会出现永久性脱发、皮脂腺功能障碍不分泌皮脂、皮肤干燥萎缩、毛细血管扩张等后遗症。

▶ 放疗影响心脏吗？

乳腺癌患者生存期长，所以在术后放疗提高局部控制率的同时，也应该考虑放疗导致心脏损伤(尤其是缺血性心脏疾病)的风险对患者长期生存率和生活质量的影响。以往主要是通过观察放疗后乳腺癌患者心血管疾病的病死率和发病率来评估放疗对心脏的损伤。随访期延长到10~15年的研究发现，左乳腺癌患者放疗后发生心肌梗死的危险性显著高于右乳腺癌，这说明放射治疗引起的心脏病症状需要10~15年才可以观察到。所以，研究表明，左侧胸壁或左侧内乳区进行放疗确实需要考虑10~15年后缺血性心脏病的发生，而右乳腺癌患者放疗后心脏疾病的危险则无明显增加。现在，医生会直接通过观察放射治疗后心肌灌注、心室壁运动以及射血分数的改变来评估放疗对心脏的损害，从而可以使医生在相对短的时间内观察到心脏的放射性损伤。对放疗前后患者心肌灌注改变的观察研究同样证明，左乳腺癌患者中有50%~63%的患者在放疗后6~24个月出现心肌灌注充盈缺损。化疗药中阿霉素、表柔比星有一定的心脏毒性、分子靶向药物赫塞汀也可以引起心肌损伤，患者如果在放疗前或放疗后接受了以上有心脏损害的药物，则发生心脏病的风险将会有所增加。

▶ 什么是放射性肺炎？

放疗中有些患者会出现低热、干咳或气急，这时应该及时和放疗科医生进行说明。不过不用担心，这不是疾病有恶化、出现肺转移的征兆，而是放疗引起肺组织的损伤，称为"放射性肺炎"。

▮▶ 如何预防放射性肺炎？

放射性肺炎预防重于治疗。在放疗前,患者应该戒烟、酒,注意保暖,注意休息,避免劳累。需要告知医生以往自己的一般身体情况、心肺功能状况,是否做过化疗以及药物的种类和剂量,让医生做全面的肺功能评估,避免放疗和化疗同时进行。对于既往接受过化疗、长期吸烟、肺功能差的患者,可适当服用滋阴润肺的中药或西药地塞米松进行预防;在放疗中,医生也会尽量通过技术改进,减少对正常肺的照射体积和照射剂量。患者放疗期间应该多饮水。一旦出现咳嗽和呼吸困难等一些早期症状,应及时告知医生进行积极对症处理,必要时停止放疗;在放疗结束后 1 个月患者应该避免化疗,2~3 个月内注意严防感冒。

▮▶ 放疗时为什么要在患者身上画线？

放射治疗中产生的射线除具有治疗恶性肿瘤的作用外,如果照射使用不当,也有可能对患者的其他正常组织产生不利影响,因此,必须对照射野进行精准的定位与标记,使射线限定在画定的皮肤标记线内,这种线称为"照射野标记"。

▮▶ 放疗期间怎样保护照射野标记？

治疗期间患者要注意保护标记,切勿自行去除。洗澡时,可以快速冲洗,但不能擦洗,画线部位禁止使用肥皂,如果发现有褪色的情况,应告知医生,重新描画清楚。

▮▶ 放射治疗期间放射区皮肤有哪些改变？

放射性皮肤损伤分为 4 级:
1 级:滤泡样暗红色斑、脱发、干性脱发、出汗减少。
2 级:触痛性或鲜红色斑、片状湿性脱皮、中度水肿。
3 级:皮肤褶皱以外部位融合的湿性脱皮、凹陷性水肿。

4级:溃疡、出血、坏死。

▌▶ 放射性治疗期间局部皮肤该怎样护理?

(1)使用温水及柔软毛巾轻轻蘸洗或用流动水冲洗皮肤,不要摩擦。

(2)在接受治疗的部位衣服不要太紧,宜选择纯棉材质、轻柔、宽大、吸湿性强的内衣。

(3)不要摩擦、搔抓接受放疗的部位,表皮干裂脱屑切忌用手撕剥。

(4)不要把烫的或冷的东西(如热毛巾或冰袋)放在接受放疗的皮肤上。

(5)在接受放射治疗及治疗结束后的几周内,不要在接受放疗的部位涂搽乙醇、护肤霜、香水、药膏等,不可粘贴氧化锌胶布,因为许多皮肤用品覆盖在皮肤上,影响皮肤的治疗剂量分布并延迟皮肤复原的时间。

(6)放疗时和放疗结束后1年内,不要让接受放疗的部位暴露在阳光下,如果需要在阳光下活动,注意要使用防晒油或穿上有保护作用的衣服(如宽边的帽子和长袖衬衣)。

▌▶ 发生放射性食管炎应如何应对?

放射性食管炎是放射线对食管黏膜产生损伤后致使局部充血水肿,患者进食时可伴咽喉疼痛、烧灼感、吞咽不适,尤其在进食刺激性食物时,可引起明显的上述症状,一般在照射1~2周后易出现,症状较轻,多不影响治疗继续进行。此时饮食选择以高热量、高蛋白、高维生素和易消化饮食为宜,忌食干硬的刺激性食物,保持口腔清洁,多饮水以清洁食管。口咽疼痛的患者,可用生理盐水加利多卡因慢慢咽下,能达到消肿、止痛、消炎的目的,同时,应控制食物温度、进食速度、进食量等。放射性食管炎症状严重者,当出现胸部剧痛、发热、呛咳、呼吸困难、呕吐、呕血等症状时,要及时和医生联系请医生处理。

▮▶ 化疗与内分泌治疗能同时进行吗?

目前研究显示,将化学治疗与内分泌治疗联合应用并不会取得更好的治疗效果,相反,会干扰两种治疗手段的疗效评价,加重不良反应。序贯给药和同时给药的总生存受益尚不明确,须继续进行长期随访。

▮▶ 放疗对乳房再造的植入假体有影响吗?

乳腺癌术后假体植入的一部分患者需要进行放疗,根据循证医学,90%的患者放疗不会对假体产生影响,对一部分患者会有不同程度的影响,如假体挛缩。

第十四章

复查与随访

▌▌▶ 哪些乳腺癌患者容易复发？

乳腺癌的预后与预后指标及预测指标有关。预后指标可以预测复发和死亡的危险性,如淋巴结状况、肿瘤大小、组织学分级及激素受体等。预测指标用来反映患者对治疗方案的反应情况,如雌激素受体和Her-2等。

在许多病例研究发现,只有70%的腋窝淋巴结阴性患者在初次完成综合治疗后能无瘤生存达10年以上;而腋窝淋巴结阳性患者,尤其数量多于4个的,复发的可能性则会大大增加。对这些具有高度危险性的特殊病例,若不及早发现、及时处理,将会导致60%以上的患者在10年内被夺去宝贵的生命。腋窝淋巴结阳性数量(淋巴结转移度)比任何因素下所具有的预测后果的临床意义都大,而临床上触及的原发肿瘤直径大小是最重要的,除上述2个公认的预后因素外,引人注目的是,ER或PR检测呈阴性的乳腺癌患者为术后3年内主要的复发对象。即使是临床Ⅰ期者,若ER为阴性,似乎是早期复发的最重要因素。因此,我们主张应把ER或PR阴性患者或ER、PR呈阴性的患者与高度淋巴结受累或间质脉管侵袭同等对待,应列入高危患者组,进行严密的术后跟踪,并作为重点监测对象。

▌▌▶ 为什么治疗后有可能发生转移？

手术切除乳腺癌肿瘤并非"一劳永逸",复发的可能性还是存在的,但是并非所有的乳腺癌患者都会出现复发。这需要解释乳腺癌"微转移"的概念。乳腺癌微转移癌是指常规临床和影像学方法不能检出的乳腺癌转移灶。在术前检查没发现远处转移的乳腺癌患者中,约有50%的人体内存在微转移病灶,这种微转移病灶正是未来发生远处转移的根源。而目前的科技发展水平还不能准确评估微转移的发生情况,我们只能根据区域淋巴结转移和免疫组化等临床病理指标去推测微转移的发生率。而正规治疗之后,也有可能有微转移病灶的潜伏,所以正规治疗后我们要定期复查,以期能早期发现远处转移,更早治疗,延长生命。目前已经有些临床指标及实验室检查可用来评价复发的风险。一般来说,初次诊断后 5 年内乳腺癌复发的风险最高,5 年后复发的可能性也存在,但概率会降低。

▌▶ 复查时间表如何安排？复查包括哪些方面？

乳腺癌是一种需要长期观察并治疗的疾病,需要定期复查。乳腺癌经过有效治疗后,病情可得到缓解和控制,但并不等于痊愈。有人认为乳腺癌过了 5 年就没事了,这是不对的,只能说,随着治疗后生存年数的增加,乳腺癌转移和复发的概率越来越小。因此,在治疗结束后还应定期到医院复查。复查时间一般为:①2 年以内,每 3 个月 1 次;②2~5年,每半年 1 次;③5 年以上,每年 1 次。如出现胸痛、不明原因的腰背部疼痛、久治不愈的咳嗽等症状时,应随时到医院就诊。每次复查时,要详细叙述自己的不适症状及治疗情况,使医生能有重点地检查,即使发生了复发和转移,也能做到早期诊断、及时治疗。

▌▶ 保乳术后复查的注意事项是什么？

在治疗后最初 2 年内,每 3 个月复查 1 次;在第 3~5 年,每 6 个月复查 1 次;5 年以后每年复查 1 次。乳腺癌术后的患者,10 年后仍有局部复发的可能,其生物学行为与其他实体瘤不同。复查的主要内容就是触诊,其简便易行,可以发现乳房局部复发的肿物和区域淋巴结有无转移。还可以做肿瘤标志物 CA15-3、CA12-5、CEA 等的检查,此类标志物可以作为一个治疗后的动态观察指标。复查的另一项内容就是确定有无远处转移,乳腺癌最常见的转移部位是骨、肺、脑以及肝脏,所以要对患者定期进行全身骨扫描、胸部 X 线片、肺部 CT、头部 CT 和肝脏及腹腔脏器的彩色多普勒超声检查,以便及早发现转移病灶,及时给予治疗。

▐▶ PET-CT 检查的注意事项是什么?

(1)检查前一天须与 PET/CT 中心联系,了解注意事项、预约检查时间等。

(2)检查前 6 小时禁食,禁酒及饮料,禁输葡萄糖,避免剧烈或长时间运动。

(3)糖尿病患者、正在妊娠或哺乳的女性受检查者,在预约时应向医务人员说明情况。

(4)由于放射药物的特殊性,预约好的检查日期一般不宜更改,如有特殊情况不能按时前来,须提前 24 小时打电话,重新预约时间。

(5)检查当天将所有资料,包括病历、CT、MRI、病理和治疗经过等带至 PET/CT 中心。

(6)受检者来到中心后由前台护士接待,进行资料登记。在测量体重、血糖后,去注射室静脉注射显像剂。注射后须安静卧床 1 小时等候检查。其间,不要交谈、运动、打电话、看电视等。

(7)由护士通知检查,检查前须排空小便,摘除身上的金属物品,并遵医嘱饮水。检查时不要移动身体。

(8)检查后,请等候医生通知,待医生确认图像满意后再离开。部分受检者可能需要延迟显像或 CT 增强显像,因此要耐心等待。

(9)全部结束后尽量多饮水,以加快药物排泄。

▐▶ 骨扫描是什么?

骨扫描是需要在患者在静脉中注射同位素,然后做放射性扫描,有问题的地方会表现为局部放射的异常聚集。

▐▶ 如何看待肿瘤标志物?

临床上确实有一些患者在发生转移灶前先有肿瘤标志物的陡然升高,体现出血液中肿瘤标志物的敏感性。但是,标志物的升高并不能作为复发转移的证据。既不能在单凭肿瘤标志物的升高而没有其他转移发现的情况下开始解救治疗，也不能单独应用肿瘤标志物判断治疗的疗效，所以肿瘤标志物在诊断分期、制订方案、评价疗效方面并没有更多的特殊作用。因此，定期认真复查胸片超声和钼靶来早期发现复发转移灶，比频频抽血检查标志物重要得多。

第十五章

复发和转移

Ⅲ▶ 什么是乳腺癌的复发？

乳腺癌在经过各种治疗后得到临床治愈，然而经过一段时间，被治愈的肿瘤重新发生，称为肿瘤的复发。其依据肿瘤复发的部位可分为3种类型，即局部复发、远处转移复发和区域性复发。局部复发是指肿瘤在原发部位复发，比如手术切除范围内的胸壁复发。远处转移复发是指手术治疗后，机体的其他部位出现病灶，如肝转移、肺转移、脑转移及骨转移等。区域性复发是指原发乳腺癌淋巴引流区域的淋巴结复发，包括同侧腋下及锁骨上区淋巴结出现转移复发。

Ⅲ▶ 乳腺癌常见的转移部位有哪些？

乳腺癌复发转移的好发部位包括局部软组织和淋巴结、骨、肝、肺、脑等。首次复发的50%~70%为单器官复发。其中骨转移最为常见。

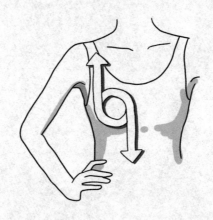

Ⅲ▶ 乳腺癌的复发转移有哪些临床表现？

骨转移的主要表现为疲乏、骨痛，肩背部、髋部、大腿持续酸痛，且夜间加重；肺转移的患者通常表现为咳嗽、气短、胸痛等；肝转移很少出现临床症状，仅少数表现为疼痛、厌食、黄疸；脑转移的主要临床表现是头痛、呕吐、视力下降、肢体活动障碍等。胸壁肿物或肿大淋巴结不伴有任何不舒服，通常通过体格检查发现。

▌▶ 首次发现复发的患者应进行哪些检查？

(1)病史及体格检查。

(2)全血细胞计数(包括血小板计数)。

(3)肝、肾功能检查。

(4)胸部影像学检查,如 X 线和(或)CT。

(5)全身骨扫描。对有症状及骨扫描异常的长骨、承重骨行 X 线片检查。

(6)考虑腹部 CT 或磁共振检查。

(7)如果可能,对首次复发病灶活检。

(8)如肿瘤 ER、PR 和 Her-2 状况未知,初次检查结果阴性或没有过表达,应考虑再次检查确定。

(9)遗传性乳腺癌高危患者应进行遗传学咨询。

▌▶ 出现转移性乳腺癌的治疗措施有哪些？

就目前的医疗手段而言,转移性乳腺癌几乎不可能完全治愈,多数患者会在治疗开始后的 18~24 个月内死亡,因此,治疗目的在于缓解症状、提高生存质量和延长生命。

目前临床常用的治疗手段有化疗、放疗、内分泌治疗和手术治疗等。

(1)化疗。多采用联合化疗方案,其总有效率为 40%~65%,平均缓解时间为 9~12 个月。对于蒽环类药物耐药的转移性肿瘤,可运用紫杉醇类或紫杉醇类加铂类药物的联合方案,同时,临床还有运用长春碱类药物(诺维苯、长春瑞滨等)的联合化疗方案。随着化疗经验的不断丰富,越来越多的化疗药物被用于临床二、三线的治疗方案中,也都取得了不错的疗效。

(2)内分泌治疗。近年来,随着对内分泌治疗的不断深化和大量内分泌新药的不断开发,乳腺癌的内分泌治疗有了长足的进步。除了抗雌激素药物 TAM 以外,新一代的芳香化酶抑制剂,如福美坦、来曲唑和依西美坦等,这类药物对于绝经后的乳腺癌患者均有较好的疗效。而对于绝经前的患者,可采用抑制卵巢功能的药物,以达到去势的效果。目前,临床上还有运用孕激素类药物如甲羟孕酮、甲地孕酮等以提高患者的生存质量。

(3)放疗。作为转移性乳腺癌的一项重要的姑息性治疗手段,放疗是不可或缺的。临床上放疗对于骨转移、脑转移及肿瘤的脊髓压迫症均有较好的疗效,可显著改善症状和提高生活质量。

▮▶ 转移性乳腺癌常用的药物有哪些?

无论是哪里的转移,一般的用药原则是:骨转移、皮肤软组织转移和无症状的内脏转移,一般首选内分泌治疗;有症状的内脏转移考虑化疗,化疗药物有蒽环类(阿霉素、表柔比星)、紫杉醇类(紫杉醇、多西他赛)、卡培他滨(希罗达)、吉西他滨(健择)、长春瑞滨(诺维本)和铂类(顺铂、卡铂)。排除以往用过的化疗药物,则剩下没有用过的化疗药物都可以使用,单药或联合使用都可以。

▮▶ 骨转移的常见部位是哪里?

乳腺癌骨转移最常见的部位有骨盆、腰椎、胸椎、肋骨、长骨(上肢肱骨、下肢肱骨和股骨)、颅骨和颈椎。

▮▶ 骨转移的症状是什么?

早期骨转移无任何症状,在形成临床可以查到的病灶后,才会逐渐产生骨骼疼痛、局部压痛、活动能力下降等。骨转移常多发。各种类型的骨转移都可以引起疼痛,但承重骨的病理性骨折和脊髓压迫等严重后果则主要见于溶骨性转移,颅底的骨转移还可以压迫脑神经而导致相应的瘫痪和感觉异常。

▮▶ 什么是 ECT 检查(骨扫描)?

ECT 检查(骨扫描)是利用某些核素可与骨结合的特性,采用核医学显像仪器探测体内被骨骼吸收的核素所发出的电磁射线，检测骨的形态、血供、代谢等异常的方法。ECT检查在乳腺癌中常用于全身骨显像，以判断相关性骨病变。在进行骨扫描时，首先要经手臂注射一种对人体无害的放射活性的物质，该物质在数小时内会被骨骼吸收，等2~4小时放射活性物质被吸收后，再进行人体扫描，由于这种同位素与骨头的代谢和血液循环是密切相关的，一旦发生了骨的破坏就会发现破坏处的浓聚，所以放射性物质最主要出现在骨骼转移瘤部位。因此，可根据同位素扫描的浓聚程度来及早发现乳腺癌的骨转移。骨扫描对骨转移癌的早期诊断是非常有意义的，通常比X线检查要早半年，也就是说，如果一例骨肿瘤患者出现了骨转移癌，X线有改变之前的3~6个月就能够在骨扫描中发现有转移。

▮▶ ECT检查的注意事项是什么？

ECT检查（骨扫描）不必禁食水，注射骨扫描药物后多喝水，要求注射后2小时内饮水500mL以上、多排小便。一般注射药物后2~4小时做检查，等待期间可以吃饭。ECT检查前须排空尿液，有金属义肢、义乳者应告知医生植入的部位。检查前2天不宜做钡剂等检查，以免钡剂滞留于肠道影响影像观察。骨扫描虽然是要注射放射性药物，但由于剂量低、辐射量很小，因此是安全的，不用担心。检查后无须与家人隔离。除非有可疑灶须反复检查明确诊断等特殊情况，ECT不应过于频繁，每1~2年做一次是安全的。

▮▶ 确诊骨转移需要做哪些检查？

骨扫描是一个非常灵敏但无特异性的方法。任何影响骨代谢（生长、吸收）平衡的因素均可导致骨显像不正常。骨扫描的原理是判断一个部位或多个部位出现骨代谢的异常，但是造成骨代谢异常的原因有很多，除了转移癌之外，创伤、代谢性骨病甚至骨质疏松等都可以表现为代谢异常，单纯用骨扫描来诊断骨转移癌是不够的。我们通常对于骨扫描异常的患者首先在相应的部位拍一张 X 线片，同时还要做 CT 或MRI 检查,进一步了解病变对于骨破坏的程度和范围。在某些特殊情况下,还须有组织病理学的诊断,将病变部位取出一些细胞在显微镜下观察,判断是不是癌细胞,如果是,那么就更能证明以前诊断的正确性。因此,应该综合运用影像学、临床、组织学 3 种诊断方法对病情进行判断。

▮▶ 骨转移治疗包括哪些?

社会在进步, 医疗也在发展, 人们不仅对肿瘤控制的认识有了提高,而且对并发症的认识和治疗也在逐步地提高。经过综合治疗可以提高患者的生活质量,还可以对并发症进行治疗,现在很少有患者死于骨转移,也就相应地延长了患者的生存周期。发生骨转移后应采取综合治疗的方法,目的是缓解症状,避免或延迟严重并发症的出现,改善生活质量,并在此基础上延长患者的生存时间。

(1)内分泌治疗为首选。根据以往的内分泌治疗,更换新的内分泌治疗药物。

(2)双膦酸盐类药物是溶骨性转移特有的治疗药物。

(3)不适合内分泌治疗的或内分泌治疗无效的患者,以化疗为主要治疗手段。

(4)放疗主要用来控制骨转移造成的疼痛和快速控制骨转移的进展。

(5)静脉内直接应用对骨组织有特殊亲和力的放射性药物,可以有效地缓解疼痛。

(6)对可能发生病理性骨折和已发生病理性骨折的患者,尤其是病灶位于下肢时,可考虑进行手术内固定。

▮▶ 骨转移患者的注意事项是什么?

骨转移患者应该睡硬板床,生活中必须注意避免推、摔、撞、压和其他额外增加骨转移灶所在骨骼受力状况的意外事故, 也不宜持重和做相应的快速用力动作,有时甚至要使用颈托和腰托等保护性措施,甚至卧床休息。日常饮食中多加强维生素 D 和高钙物质的补充,多晒太阳,增加机体钙盐的吸收。如果患者长期卧床,家人应在医生的指导下,帮助患者保持正确的体位,定期翻身时可由两人协助,改变体位时动作应缓慢,防止摔倒、坠床,必要时加床栏;即使医生建议卧床,患者也需要适当离床活动,以防止肌肉萎缩、压疮、肺炎等情况的发生。

▮▶ 什么是病理性骨折?

病理性骨折是指发生于骨外器官或组织的恶性肿瘤,通过血液循环或淋巴系统至骨骼,继续生长,破坏骨质,致使该处易发生骨折。病理性骨折为骨转移的首要症状,表现为疼痛、肿胀加重、功能障碍。

▮▶ 出现骨转移后需要注意什么?

(1)发生骨转移的患者,特别是脊椎、腰椎转移的患者,禁忌做突然或过猛的弯腰、前倾、后伸等动作,最好睡硬板床。

(2)骨转移如发生在下肢,应避免肢体负重,减少运动量。

(3)避免剧烈的咳嗽,并保持排便通畅。

(4)卧床的患者翻身活动时,一定要由双人协助翻身,动作要轻柔、一致、力量均匀,不可用推、拉、拽等动作。

(5)骨转移的患者会伴有全身情况的变化,如食欲缺乏、消瘦、贫血等。因此,要加强营养,注意饮食调节,多吃含蛋白质、维生素、微量元素较多的食物,如鸡蛋、牛奶、鱼类及瘦肉等。

▮▶ 什么是双膦酸盐类药?

双膦酸盐类药物是治疗肿瘤骨转移的有效药物,其作用机制除了抑制破骨细胞的活性外,还可以间接引起肿瘤细胞的凋亡,使骨的健康程度明显改善。对于影像学检查有骨破坏而没有症状者、有肿瘤骨转移者、有骨转移所致疼痛者和有高钙血症者应进行双膦酸盐类药物治疗,常用药物有帕米膦酸二钠、唑来膦酸、伊班磷酸等。

▐▶ 为什么用唑来膦酸前需要先检查口腔？

唑来膦酸是一种双膦酸盐类药物。双膦酸盐的作用机制是抑制破骨细胞的活力，并减少骨质流失，但同时也会抑制新的骨组织形成。在临床使用中发现，极少数患者在长期使用双膦酸盐后，有发生颌骨坏死的风险，这些病例主要发生在拔牙或其他口腔外科治疗后。颌骨坏死的发生可有多重危险因素存在，包括癌症疾病本身、合并治疗（如化疗、放疗和皮质激素）与并发症（如贫血、凝血疾病、感染、已存在的口腔疾病）。

▐▶ 肝转移的诊断方法有哪些？

肝转移的常用初筛方法是肝脏超声检查，也有患者是在 PET-CT 检查中发现肝转移，但是由于 PET-CT 检查的昂贵和放射性及敏感性偏低，一般不用常规筛查。多数患者需要做上腹部强化磁共振（MRI）或者强化 CT 检查进一步确诊。前者多用于单独的上腹部检查，后者用于同时做其他部位（胸部）强化 CT 的时候。多发肝转移灶可以用单独影像学检查确诊。如为单发病灶，或者治疗后反应不敏感，或者临床不能和原发性肝癌相鉴别的情况，需要行超声引导下的穿刺活检进行病理诊断。

▐▶ 肝转移的治疗方法有哪些？

乳腺癌肝转移常用的化疗方案和内分泌治疗：

（1）无肝功能异常或肝区疼痛症状的激素受体（ER/PR）阳性的患者，可先考虑内分泌治疗。内分泌治疗副作用小，可长期使用，是复发转移患者的首选。

（2）如果是 Her-2 阳性的患者，即免疫组化检查 Her-2(+++)或者 FISH 检测(+)，则建议用分子靶向药物赫塞汀（Herceptine）治疗，尤其对于有肝功能异常的患者。赫塞汀还有降低肝酶、改善肝功能的作用。赫塞汀应该和化疗药物使用疗效较好，首推和紫杉醇类联合。

（3）如果患者是 ER/PR（-）或出现肝功能明显异常或肝区疼痛等情况，可考虑用化疗药物控制病情。

▐▶ 肝转移栓塞化疗的优点是什么？

肝转移栓塞化疗最大的好处是对机体的创伤小，经导管肝动脉化疗栓塞具有易于超选择栓塞肿瘤供应动脉的优点。肿瘤具有血药浓度高、全身不良反应小等特点，从而成为局部靶向治疗中重要的手段，尤其适用于多发性、弥漫性肝转移患者。

▐▶ 乳腺癌脑转移的诊断方法有哪几种？

乳腺癌患者一旦出现头痛、嗜睡、不明原因的呕吐等神经系统症状时，均应考虑脑转移的可能，并需要做进一步检查，CT 和 MRI 是主要的检查手段。

▐▶ 乳腺癌脑转移的治疗方法有哪些？

其方法包括放疗、放疗联合化疗、分子靶向治疗和内分泌治疗。由于血脑屏障的存在，脑组织一向是肿瘤的避风港，药物无法进入脑组织实施杀伤效应，因此，一般先经全脑放疗对局部脑组织进行照射，在控制肿瘤的同时破坏血脑屏障，使药物（化疗、靶向治疗、内分泌治疗药物）得以经过血脑屏障进入脑组织，实施杀伤效应。

▐▶ 乳腺癌脑转移的放疗有哪些类型？

乳腺癌脑转移放射治疗包括全脑放射治疗和立体定向放射外科治疗。

▐▶ 乳腺癌肺转移有哪些治疗方法？

乳腺癌中，肺是继肝脏之后最易发生癌转移的器官。出现肺转移的患者中有 1/4 会同时伴有其他部位的转移情况，所以患者一旦发现有肺部结节怀疑肺转移，医生会行相关的全身检查（腹部超声、腹部 CT、骨扫描或全身 PET-CT)来全面评估患者的病情。对于没有全身其他部位转移的肺内单一转移病灶,可考虑手术切除。单一手术或手术联合化疗均可提高这类患者的长期生存率,甚至可使一些患者得到治愈。但是,临床上可以手术治疗的孤立性肺转移并不多见,所以更多的患者需要全身治疗,包括化疗或内分泌治疗,来提高治疗效果、延长生命。Her-2有条件的阳性患者可使用分子靶向治疗。

肺转移有时会伴有临床症状,如胸痛、胸闷、气急、咯血、呼吸困难等,化疗可以缓解症状。必要时需要局部治疗,比如由于支气管内病变导致咯血的患者,常对短程外照射反应良好,故可选用适当的放射治疗。伴有阻塞性病变的患者可以接受内镜下切除、电烧、短路疗法或放置支架。肺转移引起的恶性胸腔积液很多并产生临床症状,引流可作为首选治疗,也可行电视胸腔镜或通过引流管向胸腔内打入药物行胸膜固定术。

■▶怎样处理胸腔积液?

乳腺癌肺转移的患者中有 50%会出现胸腔积液。这种由肿瘤引起胸腔积液又称为"恶性胸水"。当胸腔积液量较大时,会影响患者的呼吸,造成明显的胸闷、呼吸困难,严重时会危及生命,所以需要临床及时处理,处理方法不外乎把已生成的胸腔积液抽出来,或通过各种方法减少胸腔积液的生成,两者可以同时运用。现列举目前临床常用的几种方法:

(1)胸腔穿刺引流术。胸腔穿刺引流术是一种已在临床上长期使用的、缓解中等量以上胸腔积液引起的急性症状的有效方法。因为操作简便、安全,缓解症状效果好,患者痛苦小,费用低廉等优点已被长期广泛应用。但使用此方法在 30 天内有 98%~100%的复发可能,故需要反复穿刺。反复胸腔穿刺易出现气胸、胸膜反应、肺水肿等并发症,且胸腔积液难以抽吸干净,近年来,逐渐被胸腔置管引流所代替。

(2)胸腔置管引流术。胸腔置管引流是处理反复出现胸腔积液及大量胸腔积液的有效方法。以往为了减少堵塞,提倡使用大口径引流管

(24~32Fr)。但近年来临床实践,小口径引流管(10~14Fr)与之相比有相似的有效率,且因容易放置,患者不适感轻而更有应用潜力。

(3)胸膜粘连术。为了更好地降低复发率,达到胸膜硬化、减少胸腔积液生成的效果,在胸腔积液引流干净后可向胸膜内注入硬化剂。硬化剂会和胸膜广泛接触,引起炎症,进而使胸膜间产生纤维性粘连,理论上可永久性阻止胸腔积液再次聚集。

(4)热疗。此方法国内研究较多。先将胸腔积液充分放净,再将生物制剂、化疗药物如顺铂、香菇多糖等溶于盐水注入胸腔,灌注后 1 小时内利用体外射频热疗机进行热疗。热疗温度(以腋前线与肋弓交接点的胸壁皮温作为相对温度进行评估)控制在 38~39℃。每次热疗持续时间约为 60 分钟。

(5)胸膜切除术(外科手术治疗)。虽然这是一种非常有效的治疗恶性胸腔积液的方法,但基于恶性胸腔积液患者预计生存期较短且开胸手术后的并发症和死亡率较高,并不推荐常规使用。但现在部分医院开展了胸腔镜下胸膜切除术。

(6)营养支持。当很多患者全身情况较差(血色素低、人血白蛋白含量低等)时,进行全身营养支持治疗对于恶性胸腔积液患者十分重要。

(7)临床上医生往往会使用以上多种手段联合治疗来有效地缓解胸腔积液引起的症状,从而提高患者的生活质量,延长患者的生存时间。

第十六章 ◀❙

社会和心理问题

化疗会影响月经周期吗?

化疗药物在发挥抗肿瘤作用的同时,也会对卵巢产生明显的影响,使患者卵巢功能衰退、雌激素水平下降,具体表现为患者月经不规律或者闭经,部分患者在停用化疗药物后仍可恢复月经周期,如患者已经接近绝经期,则可能出现永久性绝经。

某些化疗药物(如吉西他滨等)使用后可导致严重的血小板减少,血小板减少会影响凝血机制,致使患者月经量增加或行经时间延长,症状严重者须考虑更换抗肿瘤药。适当使用血小板生长因子可避免这种不良反应。

乳腺癌患者能有性生活吗?

乳腺癌患者完全可以结婚,也应当结婚,更应当有正常的性生活。乳腺癌患者身上的癌细胞都杀灭后,要像正常女性一样,防止诱发乳腺癌的内分泌失调、精神和情绪不稳定等危险因素的再次出现,需要改变所有的生活和生理环境, 也要改变精神和情绪状态, 才能提高生存质量。简单地说,原来可能因为高龄未婚导致内分泌失调而诱发乳腺癌,现在治好了,就不应该继续让这样的危险存在,结婚、过正常的性生活对康复的乳腺癌患者是有好处的。但是生育问题应慎重考虑,建议找医生讨论一下。性生活不能过多、过密,一定要做好避孕措施,不能出现怀孕、流产等问题,否则对乳腺癌康复不利。总之,乳腺癌发病的危险因素也是影响预后的不良因素。明白了这个道理, 术后的乳腺癌患者就懂得怎么做了。术后过上正常、健康的生活,才更有利于术后的康复。

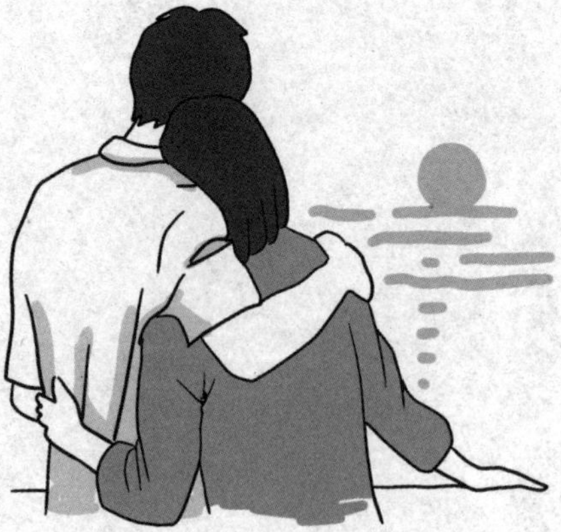

▥▶ 年轻女性患乳腺癌后还可以妊娠吗?

妊娠不会令乳腺癌复发的发生率增高，但是会使一部分受体阳性已经存在的复发灶增大或进展。但乳腺癌内分泌治疗容易引起绝经而影响妊娠。育龄乳腺癌患者应在妊娠前向主管医生咨询，以评估妊娠给机体带来的风险及影响，并获得医学上的建议。

▥▶ 乳腺癌患者遇到心理压力怎么办?

乳腺癌患者出院后常常要面对如何适应家庭、社会生活及现实地认识自己所患疾病等问题，由此带来很大的心理压力。此时应及时取得自己亲友的支持，必要时向心理医生咨询，以尽早适应现实。

▥▶ 乳腺癌患者应该怎样看待自己的疾病?

有些人一旦患了乳腺癌，就将其错误地理解为"癌症等于死亡"，会产生紧张、恐惧、疑虑和痛苦的心理，这些都是可以理解的。但紧张、恐惧、疑虑和痛苦是无法使疾病好转的，相反，会加重病情的发展。那么，怎样才能从中解脱出来、正确地对待疾病，从而战胜疾病呢?

(1)面对现实，配合治疗。一经明确诊断为乳腺癌，就应积极配合医生，完成各种治疗计划，以获得痊愈。千万不要有精神负担，甚至精神崩溃，这样只会加重病情，而且，即使采取了正规的治疗，治疗后健康状况也会不如正常人，预后也相应会差一些。我们首先要在思想上做到"既来之，则安之"，千万不要像被判了死刑一样惊慌失措、六神无主。现在绝大多数患者都懂一点儿医疗知识，很少拖到乳房出现严重的异常现象才去医院就诊，一般发现乳腺癌大多不是在晚期，处于早、中期之间的居多，治愈的希望还是很大的。有了战胜乳腺癌的决心，还要做好忍受一切治疗所带来的痛苦和并发症的思想准备，尽可能配合医生，使整个治疗计划顺利完成，为战胜疾病创造良好的条件。

(2)生活规律，营养合理。乳腺癌是治疗效果最好的癌症之一，绝大多数患者可长期生存。一般患者经过治疗后的疗养和一定时期的随访，即可重返工作岗位，做一些力所能及的工作。在家疗养期间，要以乐观的心态与疾病做斗争，将每日的生活安排得井然有序，每月按时进行自我检查，生活要有规律，按时起居，配合适当的户外活动和锻炼，如做保健操、练瑜伽等，以及参加必要的文娱活动。要合理安排饮食，加强营养，少摄入脂肪，多吃蔬菜和水果，戒除烟酒。

（3）定期随访，掌握病情。凡是癌症，在治疗中都有转移复发的可能，所以乳腺癌患者经过治疗，应该采取终身随访。乳腺癌的复发和转移一般都无明显的感觉，要到一定程度才会有病灶的表现，年老多病的乳腺癌患者发生复发和转移后的病症更容易与老年病相混淆，只有定期复查才能发现有无复发病灶或转移病灶，做到及早发现，及时采取相应的治疗措施。一般术后 2 年内每 3~6 个月复查 1 次，2 年后半年复查 1 次，以后每年复查 1 次。若不到复查日期便出现不适的症状，应随时就诊。

▮▶放化疗期间患者有何心理反应？如何护理？

患者常常因为缺乏放化疗知识，担心身体承受不了不良反应，担心脱发、抵抗力降低等，而引起恐惧、焦虑心理。在此期间要多收集正面信息，正确认识放化疗，树立战胜疾病的信心，多与已经接受放化疗且恢复较好的患者交流，吸取正能量。患者会因脱发产生自卑心理，可指导其戴假发，治疗后头发会重新长出来。要指导患者加入建立好的良好的社会支持系统，使其多与其他病友、家属、亲友和同事交流，获得情感上的安慰与关爱，以及积极的心理暗示，以缓解不良情绪。

▮▶患者出院后怎样度过心理反应期？

患者在住院期间，因为有很多病友可以交流，因此会有群体感和归属感，一旦出院回到家中，会有失落感、自卑感，表现为自我封闭、深居简出、过于依赖别人、害怕劳累、敏感、多疑等。此时应该多和家属交流

讨论,获得精神上和心理上的支持,多参加户外活动,多与人交流,积极
参加社会活动,康复良好后可参加工作,回归社会。

▶▶ 年轻乳腺癌患者的心理特点是什么？怎样应对？

年轻的乳腺癌患者往往对事实更加无法接受,当患者得知自己患
上乳腺癌后,在短时间内可能产生性格上的较大变化,尤其是职业女
性,对该病有一定的认识,对未来的恋爱、婚姻、生育、家庭等一系列问
题都失去信心,表现为精神萎靡、拒绝外界事物,当手术后面对乳腺癌
伤口时,又容易产生自怜、悲观、怨恨情绪,认为命运对自己不公平,因
此不愿见人,自认为不会再有正常人的生活,过分在乎配偶的态度,拒
绝参加任何社会活动,严重影响其自信心及感情生活。此时,患者要多
和医生讨论,敞开心扉,表达自身感受,摆脱不良情绪,同时要保持自尊
心,自强、自立,不依赖别人,要有战胜疾病的信心。

▶▶ 如何保持良好的心态？

良好的心态指能正确认识疾病、面对疾病,能保持积极、乐观、向上
的心态。患者可采取如下几种方法进行自我调适：

(1)深呼吸。当紧张、烦躁、害怕时,做几个深呼吸,可以调整心情。

(2)转移注意力。当心情不好时,有意识地转移注意力或做别的事
情分散注意力,可以缓解情绪。

(3)适当宣泄。当心中压抑时,向知心朋友或家属诉说或是大哭一
场,可以释放内心的郁积。

▶▶ 何谓放松疗法？

放松疗法又称松弛疗法、放松训练,是按一定的练习程序,学习有
意识地控制或调节自身的心理、生理活动,以达到降低机体唤醒水平、
改善机体紊乱功能的心理治疗方法。大量实践证明,松弛训练可以使机
体产生生理、心理方面的变化。它不但对缓解一般的精神紧张、神经症

有明显的效果,也可处理应激引起的身心反应,而且可以增加患者对疾病的自我控制感。放松疗法有许多具体的方法,如渐进性肌肉放松、松弛想象训练、气功疗法等。另外,印度的瑜伽术、日本的坐禅等都是以放松为主要目的的自我控制训练,其共同特点是松、静、自然。

▶▶ 充足的睡眠对于乳腺癌患者康复的意义是什么?

乳腺癌患者术后常因乳房缺如、放疗及化疗不良反应等导致睡眠形态紊乱,不仅影响体力和精力的恢复,还会出现很多不良后果,如注意力不集中、精神不振等。睡眠时机体的生理活动降低,意识、感觉和对外反应均减弱,从而使全身肌肉得到放松和休息,使体力得到恢复,酣睡期时机体分泌大量的激素还能使组织创伤修复愈合。

▶▶ 乳腺癌患者入眠困难如何应对?

(1)保持休息环境安静和谐,除去噪声,调节光线,适当通风等。

(2)热水泡脚或少量饮用热饮料。

(3)采取舒适的体位。

(4)听舒缓的音乐。

(5)全身放松法。心平气和,躺下后用心理暗示引导头发、眉毛、眼皮、面部、肩部一直到足趾依次逐步放松。

(6)按摩法。经常用右手心搓左足掌心,左手心搓右足掌心。

▶▶ 音乐疗法在乳腺癌患者的心理康复中有何作用?

音乐疗法是指用音乐艺术来治疗疾病的方法。音乐通过听觉途径直接作用于大脑边缘系统的中枢网状结构,再传给大脑皮质,可达到调节情绪和行为的作用。良性的音乐能提高大脑皮质的兴奋性,激发人们的感情,振奋人们的精神。音乐疗法有助于消除心理、社会因素所造成的紧张、焦虑、忧郁、恐怖等不良心理状态,提高应激能力。当人心情烦乱时,可以选择一些轻松、舒缓的音乐;当心情沉闷、低落时,可以选择豪迈、奔放、振奋人心的音乐。

▮▶ 乳腺癌患者可以参加文体及社交活动吗？

乳腺癌患者在康复期应积极参加一些文体活动及社交活动，除了日常功能锻炼之外，应积极进行晨晚间锻炼，如散步、慢跑、太极拳、健身操、瑜伽、短途旅游等。至于社交活动，原则上没有禁忌，只要在自己能力、体力及精力的允许范围内即可。

▮▶ 乳腺癌患者何时能恢复正常工作？

一般认为，在手术后恢复6个月至1年后，患者的病情基本稳定且身体健康状况良好，就可以恢复工作。但应注意，恢复工作不要勉强，要做力所能及的工作，避免过度疲劳降低机体抵抗力。可以先从半日工作开始，逐渐适应至恢复正常工作。要根据自己的病情、体力、精神及工作性质来适当安排工作。

▮▶ 乳腺癌患者如何尽快回归正常生活？

(1)摆脱患者角色，独立完成力所能及的事情，做好功能康复训练，不断取得进步，积极主动地投入生活，充分发挥自己的主观能动性，从而产生积极、乐观、向上的正性情绪，逐渐回归正常生活。

(2)和医生、护士或自己亲近的朋友或家人充分讨论，充分表达自己的情绪及心里想说的话，表达自己心理、精神上的需求，有助于找出自己的精神压力源，从而能正确解决问题，面对疾病及未来的生活。

▮▶ 患者如何应对治疗带来的形体变化？

(1)佩戴义乳可弥补患侧乳房缺如，保护患侧的安全，防止磕碰带来的危险，以免使胸壁组织及脏器受伤；并能补充乳房的重量，保持身体的平衡，防止脊柱的弯曲变形；义乳还能起到保温的作用，患者佩戴义乳可增进自信心，树立形象感。

(2)科学饮食,适当运动,保持健康体型,避免盲目减肥降低免疫功能,影响体质的恢复。

(3)当有骨痛发生时,可找到自己的医生进行骨痛原因的分析,再进行相应的治疗,并注意运动要适量、不要过度,防止发生骨裂或骨折。

(4)佩戴假发或漂亮的帽子,暂时应对脱发时期,待化疗结束,头发会重新长出来。尽量减少烫发和染发的次数。

第十七章

营养与饮食

▐▶ 健康饮食有哪些基本原则？

(1)吃新鲜的水果、蔬菜、五谷杂粮。

(2)每天吃新鲜的奶制品。酸奶比牛奶和奶油制品更好。

(3)食品加工得越粗，富含的营养就越多，应该多吃全麦谷物制作的食物，如全麦面包。

(4)吃各种颜色的蔬菜和水果，如菠菜、萝卜、白菜、辣椒、番茄等，最好食用有机蔬菜和水果。

(5)生食蔬菜和沙拉。

(6)足量饮水，应每天至少饮水 1500~2000mL。

(7)少吃腌制食品。

(8)少喝酒、不吸烟。

(9)多吃海鱼。

▐▶ 一般人群适用的 10 条"膳食经典"包括哪些内容？

《中国居民膳食指南(2007)》为一般人群提供了 10 条"膳食经典"，适于 6 岁以上人群，内容如下：

(1)食物多样，谷类为主，粗细搭配。

(2)多吃蔬菜、水果和薯类。

(3)每天进食奶类、大豆或其制品。

(4)常吃适量的鱼、禽、蛋和瘦肉。

(5)减少烹调油用量，吃清淡少盐膳食。

(6)食不过量，天天运动，保持健康体重。

(7)三餐分配要合理，零食要适当。

(8)每天足量饮水，合理选择饮料。

(9)如饮酒应限量。

(10)吃新鲜卫生的食物。

▶ 如何养成健康营养的膳食习惯？

(1)改变"咸则香"的观念,饮食应清淡。40~50岁为高血压好发人群,尤其需要注意。

(2)每日喝一瓶牛奶。我国居民缺钙现象较为严重,牛奶作为很好的钙源,有预防骨质疏松、骨质软化的作用,此外,牛奶对降低高血压、心肌梗死等都很有帮助。

(3)每天吃一只蛋。蛋类蛋白可提供极为丰富的人体必需的氨基酸,而且氨基酸的构成比例非常符合人体需要。蛋黄中的卵磷脂能使血液中的胆固醇和脂肪颗粒变小,而使其保持悬浮状态,从而防止胆固醇和脂肪沉积在血管壁上,有预防血管硬化的作用。蛋类也是无机盐和维生素的良好来源,钙、磷、铁的含量也比较丰富。

(4)每周一顿海鱼。深海鱼油中含有丰富的不饱和脂肪酸,不饱和脂肪酸有降脂的作用,每周餐桌上有一顿以上的海鱼,对防治高血压和冠心病大有益处,同时还有预防心肌梗死和卒中的功效。

(5)鸡、鸭代替猪肉。调整膳食结构,改变以猪肉为主的食物结构,增加水产品和禽类的摄入量,尽可能用鸡肉、鸭肉代替猪肉(禽肉脂肪含量相对比猪肉低),以减少脂肪摄入量,同时又保证动物蛋白的足够摄入。

(6)适量摄入豆制品。黄豆营养含量丰富,所含蛋白质是精肉的2~3倍,是鸡肉的2.5倍。豆及豆制品是肿瘤和心血管疾病防治专家推荐的理想的蛋白质食物。在日常生活中,适量地摄入豆制品有一定好处。曾有观点认为乳腺癌患者不可以食用大豆,这是一个严重的误区!

(7)每天吃500g蔬菜。蔬菜中的纤维含量普遍较高,肿瘤专家把蔬菜当作防癌食品,建议每人每天吃500g左右的蔬菜。

(8)补充菌菇类食物。香菇、蘑菇、冬菇和黑木耳等菌菇类食物,是一类值得推荐的营养食品。香菇不仅有良好的抗肿瘤作用,还能提高机体的免疫功能,起到抗病毒作用。黑木耳被誉为"素中之荤",具有滋养、益胃、活血、润燥的功效,是良好的养生食品。应当把菌菇类食物纳入膳食结构,经常食用。

▓▶ 饮食可以预防乳腺癌吗?

营养学家经过长期研究发现,妇女乳腺癌的发生除受到自身诸多因素的影响外,与饮食也有很大的关系。通过合理的饮食搭配,多食用一些具有天然抗癌功能的食物,是可以预防并降低乳腺癌的发生率的。大蒜、洋葱、胡萝卜、猴头菇、芦笋、卷心菜、大白菜、甘蓝等食物,可阻止体内致癌物诱导肿瘤细胞的作用,抑制肿瘤的生长,具有良好的防癌功能,经常食用会起到预防乳腺癌的作用。

▓▶ 乳腺癌患者吃得越多越好吗?

营养过度及肥胖对乳腺癌的发生、发展都有不利影响,因此,在乳腺癌患者治疗后的长期生活中,应在保证营养需要的前提下,遵守饮食节制、不过量的原则。

▓▶ 哪些食物有利于乳腺癌患者的康复?

适当选用对防治乳腺癌有益的食物是有好处的,当然,这些食物可因人、因时、因地采用,不必强求一致。这些食物主要包括以下 3 类:

(1)海带、海参等海产品。因为从海产品中可摄取多种抗肿瘤活性物质。

(2)豆类食物和蔬菜、水果等,可补充必要的维生素、电解质。

(3)瘦肉、牛奶等,可补充人体所需要的蛋白质。

▓▶ 乳腺癌患者怎样培养良好的饮食习惯?

(1)饮食应遵循定时、定量、少食、多餐、多样化的原则,有计划地摄入足够的热量和营养。

（2）吃富含维生素 A、维生素 C 的食物。

（3）常吃含有抑癌作用的食物,如卷心菜、荠菜、茄子、大蒜、芦笋、萝卜、黄瓜、香菇、黑木耳、银耳、紫菜、海带、红薯、甲鱼、动物血等。

（4）不吃盐腌制及烟熏火烤的食物,特别是烤煳、焦化了的食物。

（5）坚持低脂肪饮食,常吃鸡蛋及酸奶。

（6）食物应尽量保持新鲜,不吃发霉、变质的食物。

（7）粗细搭配,常吃富含营养的干果种子类食物,这些食物中富含维生素、多种矿物质、纤维素、蛋白质和不饱和脂肪酸。

▐▶ 康复训练期间的适宜食物有哪些?

饮食有节,起居有常,是保持身体健康的基础。饮食多样化、营养全面有助于康复训练。

（1）葡萄。葡萄内含有人体所需的铬元素,铬元素能促进蛋白质代谢合成及肌肉的发育。一串葡萄可以提供人体一天所需的铬。

（2）花椰菜。又称花菜、菜花、椰菜花。有助于保护关节,特别是帮助缓解乳腺癌术后因化疗及内分泌治疗引起的关节疼痛, 减轻因运动对关节造成压力而产生的关节不适和疼痛。国外研究还发现,花椰菜中含有多种吲哚衍生物,能降低雌激素水平,预防乳腺癌。花椰菜中还含有丰富的胡萝卜素、维生素 B 及维生素 C,蛋白质及硒、钙等成分,钙质含量不亚于牛奶,维生素 C 含量尤其高,是番茄的 4 倍多,可提升免疫力,维生素 B 可维持神经系统的健康。

（3）鸡蛋。运动中肌肉消耗了大量的镁,镁是维持肌肉、神经正常兴奋地传递和感应必需的元素。鸡蛋中含有丰富的镁元素,同时鸡蛋中的蛋白质含量也相当高,其90%可被人体吸收,有助于术后身体的恢复。

（4）瘦肉。锻炼之后容易引起体内支链氨基酸不足而引发疲乏,适量的瘦肉摄取可使人体运动能力提高,延缓疲劳。

▊▶ 为何乳腺癌患者要戒烟酒？

肿瘤患者最好不要饮酒、吸烟。许多研究都表明烟草是致癌物质，其对人体的危害是多效应的。吸烟、饮酒会减弱机体的消化功能和免疫防御机制，加重放化疗带来的不良反应，有促进癌细胞转移的可能，必须加以提防。

▊▶ 哪些食物是乳腺癌患者要"忌口"的？

根据乳腺癌的发病因素，我们认为乳腺癌患者要讲究所谓的"忌口"，如下：

(1)术后应禁服含雌激素的美容保健品。

(2)少食用含有激素成分的胎盘、羊胎素之类的补品。

(3)少食用以含避孕药成分的饲料喂养的水产及家禽等食物，这些含有雌激素的食物对患者的病情和内分泌治疗的药效会有影响。

(4)豆制品、无鳞鱼并不在忌口范围之内。

▊▶ 乳腺癌患者放化疗的饮食营养原则是什么？

(1)高热量饮食。每日所需热量为 750~1000 kJ。患者须尽快恢复体能，还要耐受化疗时的消耗。

(2)高蛋白饮食。为修复组织及再生组织的需要，避免肝脏受损，增强机体免疫力，应增加蛋白质的摄入量。一般每日需摄入 90~130g 蛋白质，营养不良者的每日需要量达 100~200g。

(3)高维生素饮食。化疗时维生素的摄入量应高于正常需要量，以确保蛋白质与热量的充分作用。有实验证明，有些蔬菜、水果，如番茄、黄瓜、小水萝卜、大蒜、葱头、山楂、橘子、苹果、香蕉、大枣等对某些化疗药物的远期毒性有抵抗作用。因此，肿瘤患者在接受化疗时要多食用新鲜的蔬菜和水果，以减轻化疗药物的不良反应。

(4)足量水分。化疗时，患者体内存有大量的肿瘤代谢毒素，为使这些代谢产物尽快排出体外,并补充液体的损失,应多补充水分,可饮用绿豆汤、牛奶、果汁等。

▉▶ 放化疗期间如何进行合理的饮食安排?

(1)经静脉化疗时宜空腹进行,因此,应在化疗前 3 小时进食,此时食物已经基本消化、排空,化疗结束后晚餐吃晚一些,可以减轻恶心、呕吐的症状。

(2)口服化疗药物时,饭后半小时服用较好,因为当血药浓度达到高峰时,此时已呈空腹状态,消化道的反应会轻一些。

(3)少量多餐,避免进食刺激性食品,以高营养、清淡、易消化食物为主。

▉▶ 乳腺癌患者化疗期间如何选择饮食?

(1)选择清淡易消化的食物,主食应粗细搭配。山楂、萝卜、金橘、酸梅汁等可促进消化。化疗呕吐时将生姜片含在嘴里,对呕吐有一定的帮助。

(2)保证食物的多样化,少食多餐,易于消化。另外,患者常出现饮食嗜好,如想吃萝卜、玉米面粥、大蒜等,应满足其嗜好,以促进其食欲,增加进食量。

(3)高蛋白、高热量饮食。应以优质蛋白为主,如鸡蛋、牛奶、猪肉,还可以补充一些高热量的水果,如香蕉、杧果等。

(4)化疗期间应多喝水(日饮水量不少于 1500mL),既有利于纠正水、电解质紊乱,又可加快体内化疗药物毒素的排出。发热、腹泻或出汗时要适当补充食盐,心肾功能不全者应控制水和钠的摄入。

(5)化疗期间不要吃带骨、带刺的食品,以免损伤胃黏膜而引起出血。同时不要吃难以消化的油炸食物。另外,要减少高甜度食物的摄入(如巧克力等),因甜食食用过多,会在体内发酵、产酸,引起胃肠不适。

(6)选用能恢复造血功能、提高免疫力的食物,如香菇、冬菇、金针菇、银耳、花生、黑木耳、灵芝、大枣、枸杞子、牛奶、胡萝卜、莲子、苦瓜、冬瓜、山楂等。

▶ 放化疗期间饮食如何烹调？

烹调方法应采用清蒸、凉拌，多吃易消化的食物，以清淡、爽口为主，不吃油炸食物。烹调时要注意色、香、味俱佳，以利于增强食欲和营养的消化吸收。

▶ 乳腺癌患者在放化疗期间的就餐环境有何要求？

化疗患者体质虚弱，应安排患者在一个安静、轻松、舒适的环境里就餐，或在患者进餐时播放舒缓的音乐，以调节患者烦躁的情绪。

▶ 乳腺癌患者放化疗期间出现恶心、呕吐时如何安排饮食？

呕吐引起的营养丢失首先是水分而不是食物，所以呕吐期间不宜急于大量进食，而首先应补充水分。可用温的淡盐水稍加白糖，少量多次饮用。呕吐停止后可先喝小米汤或稀藕粉，之后可以喝米粥或面汤加肉松等，以易消化和刺激小为宜，而不应急于大量进食肉、蛋、奶。莲藕有止血作用，如呕吐物中有血丝，应首先喝藕粉或鲜藕汁。

▶ 乳腺癌患者放化疗期间忌吃什么？

放化疗期间没有什么特别需要忌口的食物，注意尽量少吃海鲜、辛辣、油炸、熏烤类的食物，其次应该少吃动物性脂肪。患者化疗期间由于药物作用引起食欲缺乏，所以应在避免以上食物的基础上尽量满足患者的要求。

▶ 放化疗后患者饮食应该注意什么？

放化疗在杀伤肿瘤细胞的同时，对正常组织也有不同程度的损伤，了解患者的身体状况及营养状况，给予高蛋白、高维生素饮食，对促进组织修复、增强治疗效果、减轻不良反应有重要作用。在食品的调配上,要注意色、香、味,少量多餐,饭前适当控制疼痛,为患者创造一个良好、清洁、舒适的进食环境。

从中医角度,放化疗期间患者应选用何种饮食?

从中医角度,在放化疗初期,饮食应选择滋阴生津、清热凉血之品,即常见的寒性、平性食物,如下:

(1)寒凉性食物。大麦、小麦、绿豆、小米、猪肉、牡蛎、鸭肉、兔肉、菠菜、白菜、豆芽菜、芹菜、苋菜、竹笋、黄瓜、苦瓜、茄子、冬瓜、紫菜、梨、西瓜、柑、橙、柚、柿子、白砂糖、牛奶等。

(2)平性食物。大枣、赤豆、黄豆、黑豆、四季豆、豇豆、山药、杏仁、墨鱼肉、鹅肉、鸽肉、鹌鹑肉、带鱼、泥鳅、鸭蛋、鸡蛋、丝瓜、百合、莲子、花椰菜、土豆、黄花菜、葡萄、桃子、木瓜、无花果等。

放化疗患者常用的营养药膳有哪些?

药膳的配制一方面应从中医的角度,根据患者的不同病情和食物的性味来考虑,另一方面也应根据现代营养学观念,做到平衡膳食,品种多样,满足机体营养需要,两者缺一不可。

(1)药羹。莲子羹、灵芝银耳羹、百合羹、葛粉羹、藕粉羹等。

(2)药粥。绿豆粥、薏米粥、木耳粥、竹叶粥、白茯苓粥、大枣粥、百合粥、菠菜粥、麦冬粥等。

(3)汤类。百合银耳肉丝汤、鲜蘑菇肉丝汤、白参莲肉汤、虫草鸭、玉参炖鸭、麦杞炖乳鸽、清炖甲鱼汤、冰糖豆腐、麦冬豆腐等。

(4)饮料。沙参、麦冬、桔梗、玄参、冰糖等制成清咽饮。金银花、沙参、麦冬、天冬、知母、白花蛇舌草、冰糖等制成生津甘泉露。

便秘的饮食预防方法有哪些?

(1)饮食中必须有适量的可溶性纤维素,每天要吃一定量的蔬菜与水果,如芹菜、苹果、香蕉、火龙果、杧果等,可提供大量的可溶性粗纤维,而且榨汁食用比切块食用更适合化疗期间的患者体质。

(2)主食不要过于精细,要适当吃一些粗粮,而且要品种丰富。

(3)晨起空腹饮一杯蜂蜜水,配合腹部按摩或转腰,可加强通便效果。每天应多饮凉开水以助润肠通便,但是在化疗期间由于身体虚弱不宜使用。

▐▶ 润肠通便的药饮有哪些?

(1)胖大海蜇饮

【原料】胖大海 3 枚,番泻叶 3g,蜂蜜 50g。

【制作】先将胖大海、番泻叶放入保温杯,冲入沸水,加盖闷泡 15 分钟,再加入蜂蜜搅化后饮用,每天 1 剂。

【功效】有清热泻火、润肠通便的功效,适宜于热结便秘,症见大便干结、小便短赤、面赤身热、口干口臭、舌红苔黄等。

(2)黄芪芝麻蜜饮

【原料】黄芪 20g,黑芝麻 15g,蜂蜜 50g。

【制作】先将黄芪洗净放入锅内,加适量水煎煮,每 20 分钟取煎液 1 次,加水再煎,共取 2 次煎液合并,加入黑芝麻、蜂蜜稍煮沸后饮用,每天 1 剂。

【功效】有补益中气、润肠通便的功效,适宜于气虚便秘,症见虽有便意、临厕努挣乏力、难于排出、挣则汗出气短、便后疲乏尤甚、面色苍白、神疲体倦、不思饮食、舌淡苔薄白、脉细缓无力等。

(3)首乌当归蜜饮

【原料】何首乌 20g,当归 15g,蜂蜜 50g。

【制作】先将何首乌、当归洗净放入砂锅,加适量水煎煮,每 20 分钟取煎液 1 次,加水在煎,共取 2 次煎液合并,加入蜂蜜稍煮沸后饮用,每天 1 剂。

【功效】有养血润肠通便的功效,适用于血虚便秘,症见大便干结、难以解出,伴有面色萎黄无华,时觉头晕眼花、心悸失眠、多梦食少、舌质淡、脉细弱等。

▋▶ 降血脂的药膳有哪些?

(1)木耳山楂粥

【原料】木耳 10g,山楂 30g,粳米 100g。

【制作】将木耳泡透洗净,与山楂、粳米同放在砂锅内,加水适量,煮粥,待早餐空腹服食。

【功效】木耳有抗血小板凝聚、降血脂和阻止血胆固醇沉积的作用,山楂有强心、扩血管、增加冠状动脉血流量、改善血液循环、促进胆固醇排泄和降低血脂的作用。粳米益胃,故此粥是防治高脂血症和动脉粥样硬化的优质药粥。

(2)香菇首乌粥

【原料】香菇 50g,何首乌 25g,粳米 100g,姜适量。

【制作】姜、香菇洗净掰碎,何首乌研为细末,与粳米一起入锅,加水适量,温火煮为稀粥,待早餐时服用。

【功效】香菇含有核酸类物质,可抑制胆固醇的产生,防止脂质在动脉壁沉积,避免动脉硬化和血管变脆。何首乌含有卵磷脂,卵磷脂进入血液可除掉附在血管壁上的胆固醇,从而降低血脂和减少动脉粥样硬化,可治疗心血管疾病、高血压、高脂血症等。两者与粳米为粥,降脂效果佳,适用于高血脂和动脉硬化。

(3)泽泻荷叶粥

【原料】泽泻 20~30g,鲜荷叶 1 张,粳米 100g。

【制作】先将荷叶洗净,剪去蒂及边缘,泽泻研成细粉。泽泻粉和粳米入锅,加水适量,将荷叶盖于水面上,先用旺火烧开,再转用温火熬煮成粥,揭去荷叶,放入白糖适量调味,待早餐服食。

【功效】泽泻在降低血清胆固醇的同时,亦降低三酰甘油的水平,提高高密度脂蛋白的含量。实验证明,泽泻是通过干扰胆固醇的吸收、分解和排泄,即抑制食物中胆固醇和三酰甘油的吸收,影响体内胆固醇的代谢,加速三酰甘油的水解或抑制肝脏对其的合成,而发挥降低血清胆固醇、三酰甘油和升高高密度脂蛋白含量的作用。泽泻还有一定的抗心肌缺血、降压、降血糖和抗脂肪肝作用。荷叶有清热化浊、减肥消脂的功效。常服此粥对防治动脉粥样硬化和冠心病有显著效果。

(4)灵芝炖猪蹄

【原料】灵芝15g,猪蹄1只,料酒、精盐、味精、葱段、姜片、植物油各适量。

【制作】将猪蹄去毛洗净,灵芝切片。锅内放油烧热,入葱、姜煸香,放入猪蹄、水、料酒、灵芝,用武火烧开,再改用文火炖至猪蹄烂熟,吃猪蹄喝汤,每日1剂。

【功效】现代药理和临床证实,灵芝中的有机锗含量很高,可增强血液中细胞的运氧能力,促进人体新陈代谢。灵芝能加强心肌收缩能力,提高心肌抵抗力,降低胆固醇、三酰甘油和脂蛋白的含量。因此,常食灵芝炖猪蹄,对心血管疾病,如冠心病、高血压、高脂血症等有良效。

(5)山楂冬瓜汤

【原料】鲜山楂50g,冬瓜150g。

【制作】将山楂、冬瓜连皮切片,加水适量煎煮,沸后15分钟取出汁液,加少量白糖饮服,每日1剂。

【功效】山楂有扩张冠状动脉和促进胆固醇排泄的作用,能降低血脂和血压。冬瓜是瓜蔬中唯一不含脂肪的食物,所含的丙醇二酸可抑制糖类转化为脂肪,有防止体内脂肪堆积、血脂增高的作用。常饮此汤有显著的降血脂效果。

▶▶ 提高免疫力应多吃哪些食品?

健康专家指出,就健康人而言,营养不良是导致免疫系统功能低下的最主要原因。尽管营养均衡的健康食谱是增强免疫功能的关键,但是以下这些具有"免疫系统促进剂"的食物,更能够使人的免疫系统保持旺盛的战斗力。

(1)淀粉主食类。山药、芋头、红薯等含有具免疫促进活性的黏蛋白,对于提高抵抗力有帮助。

(2)蔬菜类。绿色蔬菜中丰富的叶酸是免疫物质合成所需的因子,对维护抵抗力有帮助。浅色蔬菜生吃效果最好,加热时间不宜过久,更不宜油炸。

(3)水果类。颜色偏重的水果,特别是富含维生素 C 和青花素的水果,如蓝莓、桑葚、草莓、猕猴桃、无花果、苹果等,对激发免疫系统活性很有效。

(4)蛋白质类。大豆含有丰富的蛋白质,含有多种人体必需的氨基酸,可以提高人体免疫力。大豆所含的皂苷有明显的降血脂作用,同时,可抑制体重增加。用大豆部分替代肉类,不仅对预防高血压、高血脂、心脏病、脂肪肝等疾病有帮助,而且有利于免疫系统的正常功能。

▮▶ 哪些蔬菜及水果具有抗癌作用?

(1)含维生素 A 丰富的食物。如动物肝脏、带鱼、蛋、胡萝卜、豌豆苗、柿椒、芹菜、莴笋叶、红薯等。

(2)含维生素 C 丰富的食物。各种新鲜蔬菜和水果,如芥菜、香菜、青蒜、柿椒、各种萝卜、圆白菜、绿豆芽、四季豆、番茄、冬笋、莴笋、香蕉、柑橘、山楂、鲜枣、苹果、草莓、杏、猕猴桃等。

(3)含微量元素丰富的食物。如肉、海产品、谷物、芝麻等。

(4)含大蒜素丰富的食物。如大蒜、葱等。

▮▮▶ 防癌、抗癌的药茶有哪些?

(1)菊花东凌茶

【原料】菊花 5g,冬凌草 10g,大枣 2 枚,枸杞子 5g。

【制作】将方中诸药置于杯中,用沸水冲泡,代茶饮用。

【功效】清热明目,抗癌解毒,用于目赤疼痛、咽喉疼痛不利、肿瘤患者放疗后等。

（2）无花果绿茶饮

【原料】无花果 2 枚，绿茶 10g。

【制作】将无花果切片，与绿茶一同放入砂锅，加水共煎，煮至沸后10 分钟即成。代茶频频饮用，每日 1 剂。

【功效】润肺清肠，适用于早期癌症的药茶食疗，对抑制癌细胞生长有一定的作用。

（3）猕猴桃红茶

【原料】红茶 3g，猕猴桃 100g。

【制作】猕猴桃去皮后切薄片，先将红茶用沸水冲泡，盖闷 5 分钟后，再将茶水冲入放有猕猴桃片的杯中即成。饮茶，食用猕猴桃。每日 1 剂。

【功效】解热、止渴、抗癌，用于烦热、消渴、肿瘤。

（4）五汁止渴茶

【原料】梨 200g，鲜芦根 150g，麦冬 100g，鲜藕 250g，荸荠 200g。

【制作】将诸物洗净，梨、荸荠去皮。将诸物切碎或切成薄片，放绞汁机中取汁。以汁代茶，频频小口吞咽。

【功效】生津养阴，止渴。用于热病口渴，以及鼻咽癌、肺癌、喉癌放疗后津伤口渴。

▶ 吃"红肉"易导致乳腺癌吗？

"红肉"是一个营养学上的词，指的是在烹饪前呈红色的肉，具体来说猪肉、牛肉、羊肉、鹿肉、兔肉等所有哺乳动物的肉都是红肉。研究表明，红肉含有大量的饱和脂肪酸，会导致胰岛素水平上升，而女性胰岛素水平上升有可能加快乳腺癌细胞的发育，另外，红肉在烧、烤、煎、炸的高温处理过程中，会产生一种致癌化合物杂环胺，而杂环胺在体内会形成类似雌激素的作用。"红肉"里含有的易于人体吸收的亚铁血红素更多，亚铁血红素也有可能与雌激素发生反应，促使乳腺肿瘤生成。生活中应适量食用"红肉"。

▌▶ 乳腺癌患者可以用中医辅助治疗吗?

乳腺癌中医辅助治疗强调均衡营养,注重扶正补虚。因为乳腺癌患者"内虚"是疾病发生、发展过程中的主要矛盾。因虚而致癌,因癌而致虚,虚中夹实,以虚为本。乳腺癌患者在扶正补虚的总则指导下,进行营养化、多样化、均衡化的中医食疗,可促进康复。

▌▶ 乳腺癌患者有必要吃保健品吗?

大量服用维生素和维生素类物质还未被证明可以阻碍癌症生长或预防乳腺癌。当保持健康饮食时,所摄取的食物中含有各种所需的足量维生素、矿物质和微量元素。因此,额外的保健食品(如维生素)是没有必要的。由于可能存在药物的相互作用,某些保健品可能降低癌症治疗效果或产生不良反应,所以不要擅自另外服用其他药物及保健品,内分泌治疗期间可以适当补充钙和维生素 D,服用前应先咨询医生。

▌▶ 乳腺癌患者能喝茶吗?

一般来说,癌症患者饮茶是有利而无害的。饮茶水可以对抗吸烟对人体的危害,还可以利尿,有利于减轻水肿。经过研究,还发现饮茶能减轻由于放疗引起的损伤,具有抗放射的作用。另外,茶叶中的某些成分有抗癌的作用,能够抑制癌细胞的发展。所以,可以鼓励患者饮用少量的浓茶。但是,由于茶中含有鞣酸等物质,可以妨碍体内维生素和各种营养的吸收,所以,气虚血亏的患者不宜饮茶。饮茶的时候不要服用中药,应间隔一段时间,以免影响中药的吸收。

▌▶ 化疗后抗疲劳的药膳有哪些?

(1)参灵甲鱼

【原料】党参、浮小麦各 15g,茯苓 10g,灵芝、大枣各 6g,甲鱼 200g,火腿 50g,葱、姜各 20g,鸡汤、盐、味精各适量。

【制作】将甲鱼切块,同以上各味药及调料同放于碗内,加水适量,放蒸锅内蒸至甲鱼熟烂即可。

【功效】吃肉喝汤。益气健脾,消除疲劳。

(2)虫草大枣炖甲鱼

【原料】冬虫夏草 10g,活甲鱼 1 只,大枣 20g,料酒、盐、葱、姜、蒜、鸡清汤各适量。

【制作】将甲鱼宰杀,去内脏,洗净,剁成四大块,放锅中煮沸捞出。冬虫夏草洗净;大枣用开水浸泡。甲鱼放在汤碗中,上放冬虫夏草、大枣,加料酒、盐、葱段、姜片、蒜瓣和鸡清汤,上笼隔水蒸 2 小时,取出,拣去葱、姜即成。

【功效】滋养益气,补肾固精,抗疲劳。适用于腰膝酸软、月经不调、乏力等症。健康人常食,可增强体力、防病延年、消除疲劳。

(3)双参肉

【原料】鲜人参 15g,海参 150g,猪瘦肉 250g,香菇 30g,青豌豆 60g,竹笋 60g,味精、精盐、香油各适量。

【制作】将海参发好,切块儿;香菇洗净,切丝;猪瘦肉洗净,切小块儿;竹笋切片。将以上 4 味与人参、青豌豆一起放入砂锅,加清水适量炖煮,以猪瘦肉熟烂为止,加入味精、精盐、香油各少许即可。每日 1~2 次,每次适量。每周 2 剂。

【功效】大补气血,强壮身体,消除疲劳。适用于久病体虚不复,或年老体衰、精神萎靡、身体疲倦者。

◢▶ 化疗后出现腹泻时如何调整饮食?

(1)少吃多餐和多次进食小吃。

(2)饮用大量水或不含二氧化碳和咖啡因的饮料,如果汁、运动补充饮料等,有助于预防脱水。

(3)不吃油腻、煎炸和太甜的食物。

(4)选择汤、运动补充饮料、饼干和椒盐脆饼等含有高盐分的食物,来补充因腹泻而流失的钠。

(5)选择香蕉、番茄、运动员补充饮料等含钾高的食物,以补充流失的钾。

(6)避免进食有导泻作用的山梨醇制造的无糖口香糖和糖果。

(7)尽量不要吃有天然导泻作用的食物,如杧果、木瓜等。

(8)尽量避免吃花生米、瓜子仁、干豌豆等。

(9)限制进食和饮用含咖啡因的食物和饮料,如咖啡、茶、巧克力、可乐等。

(10)选择含不溶纤维较少的食物,如白面包和面条、精制麦片、家禽肉和鱼类等。

▋▶ 当出现便秘时如何调整饮食?

(1)在食谱内渐渐增加纤维的分量。很多食物都含有高纤维,如全麦面包和麦片、水果、蔬菜、豆类、瓜子仁和花生米等。

(2)每天饮大量液体,尝试饮白开水、果汁、蔬菜汁、茶和柠檬水等。

(3)选择每份含超过4g纤维的麦片。

(4)选用天然导泻作用的食物,如火龙果、木瓜等。

(5)在烹调或烘烤食物时加入少量的麦麸。

(6)尽量保持活跃,多做运动。

▋▶ 当出现恶心、呕吐时如何调整饮食?

(1)起床后每隔数小时吃一些干的食物,如饼干、吐司或面包等。

(2)尝试一天里以少吃多餐的方法进食,要慢慢进餐。

(3)如果食物的气味会引起感觉不适,尝试进食冷冻或室温的食物。进食时环境不要太暖或充满食物等气味,打开窗或确保有足够的新鲜空气。

(4)避免进食太过油腻、过甜、煎炸或辛辣的食物,不要选择味道浓烈的食物。

(5)如果烹调的气味使胃部不适，请其他人协助准备食物。

(6)每日要多次、少量地喝白开水和其他饮品，如果汁、汽水、运动补充饮料、清汤、草本茶等流质饮品，清凉的饮品较太热或太冷的饮品更加容易入口。

(7)进食前后用苏打水漱口，每天至少刷牙2次，以保持口腔清洁，减少口腔异味。

(8)进食后1小时内避免平卧位。

▶▶ 当出现味觉和嗅觉失调时如何调整饮食？

(1)进食前后用苏打水或混合了半茶匙食盐的250mL溶液漱口，可以清洗味蕾。

(2)保持口腔及牙齿的清洁，如果出现口腔疼痛，应向医生征询治疗意见。

(3)尝试选择有别于平常的食物和饮料。

(4)进食冷冻的或室温的食物，以减轻食物的异味。

(5)如果感觉食物含有金属味道，可改用玻璃器皿来煮食。

(6)适当加入调味料和香料，如洋葱、蒜和薄荷等。

▶▶ 当出现口干或唾液黏稠时如何调整饮食？

(1)在固体食物中加入水分，如清汤、酱汁、肉汁等。

(2)避免进食松饼、饼干等会在口腔碎成小块儿的食物。

(3)经常饮水，避免脱水，果汁、牛奶、雪糕等含有大量的液体，可适当补充。

(4)用柔软的牙刷清洁口腔，并经常漱口，特别是餐前和餐后。

(5)少量多次饮用苏打水或冰水可能会减轻唾液黏稠，还可以吸吮冰块和冰棒。

防癌抗癌新媒体科普平台

一、网站

1.中国抗癌协会：

http://www.caca.org.cn/

2.中国抗癌协会肿瘤防治科普平台：

https://www.cacakp.com/

3.中国抗癌协会神经肿瘤专业委员会：

http://www.csno.cn/

4.甲状腺肿瘤网：

http://www.thyroidcancer.cn/

5.中国抗癌协会肿瘤标志专业委员会：

http://tbm.cacakp.com/

6.中国肿瘤营养网（中国抗癌协会肿瘤营养专业委员会）：

http://cancernutrition.cn/ainst-1.0/

7.中国抗癌协会肿瘤心理学专业委员会：

http://www.hnca.org.cn/cpos/

二、新媒体平台

1.中国抗癌协会官方 APP

2.中国抗癌协会科普平台（微信公众号）

3.中国抗癌协会科普平台(今日头条) 4.中国抗癌协会科普平台(微博)

5.中国抗癌协会科普平台(学习强国) 6.中国抗癌协会科普平台(人民日报)

7.中国抗癌协会科普平台(网易新闻) 8.中国抗癌协会科普平台(新华网客户端)

9.中国抗癌协会肿瘤防治科普平台 10.中国抗癌协会科普平台(人民日报健康客户端)

11.CACA 肿瘤用药科普平台 12.CACA 早筛科普平台

与医生一起
做家庭健康卫士

我们为阅读本书的你，提供以下专属服务

用药指南
随时查询药品说明书及注意事项

交流社群
寻找一起阅读的朋友

读书笔记
边读边记，好记性不如烂笔头

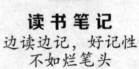

在线复诊
在家中与医生对话，进行在线复诊

扫码获取健康宝典